Otto Bion

Altenpflegeexamen

– Fragen und Antworten zum mündlichen und schriftlichen Altenpflegeexamen –

Band 1

Anatomie
Physiologie
Ernährungslehre
Arzneimittellehre
Hygiene

BRIGITTE KUNZ VERLAG

Autor

Otto Bion
Lehrer für Kranken- und Altenpflege

1. Auflage 1991

Satz: Brigitte Kunz Verlag, 5800 Hagen
Druck: Druckerei Thiebes, 5800 Hagen

ISBN 3-924895-43-0

Altenpflegeexamen

NEU

- Fragen und Antworten zum mündlichen und schriftlichen Altenpflegeexamen -

Mit der Buchreihe Altenpflegeexamen steht den Lehrgangsteilnehmerinnen und Lehrgangsteilnehmern der Altenpflegeschulen und Fachseminaren für Altenpflege erstmals Literatur zur Vorbereitung auf die schriftliche und mündliche Abschlußprüfung zur Verfügung.

Es handelt sich bei den Fragen um "frei zu beantwortende Fragen", "multiple-choice Fragen (Antwort-Wahl-Verfahren)" und "Zuordnungsfragen"

Die Fragen und Antworten entsprechen dem geforderten Wissensstand und bieten dem Benutzer die Möglichkeit, das während der Ausbildung Erlernte, anhand der Fragen mit geringem Zeitaufwand zu überprüfen und aufgezeigte Schwächen in kurzer Zeit zu beheben.

NEU

Otto Bion
Altenpflegeexamen Band 1

ISBN 3-924895-43-0; 1. Auflage 1991; 224 Seiten; DM 26,80
Inhalt: Anatomie, Physiologie, Ernährungslehre, Diätlehre, Hygiene, Arzneimittellehre

Otto Bion
Altenpflegeexamen Band 2 (erscheint im Sommer 91)

ISBN 3-924895-44-9; 1. Auflage 1991; ca. 240 Seiten; DM 26,80
Inhalt: Altenkrankenpflege, Erste Hilfe, Krankheitslehre mit dem Schwerpunkt Geriatrie

Ansgar Stracke-Mertes
Altenpflegeexamen Band 3 (erscheint im Herbst 91)

ISBN 3-924895-45-7; 1. Auflage 1991; ca. 220 Seiten; DM 26,80
Inhalt: Psychologie - Alterspsychologie, Soziologie - Alterssoziologie, Sozialpsychologie, Geragogik

V O R W O R T

Die vielen Anfragen der Lehrgangsteilnehmer/innen nach einem kurz gefaßten Wiederholungsbuch zur mündlichen und schriftlichen Prüfungsvorbereitung, veranlaßten mich zum Schreiben dieser Buchreihe.

Mit diesem 1. Band steht den Lehrgangsteilnehmern/Lehrgangsteilnehmerinnen der Fachseminare für Altenpflege erstmals ein Buch zur Vorbereitung auf die schriftliche und mündliche Abschlußprüfung zur Verfügung.

Jetzt kann das während der Ausbildung erworbene Wissen in kürzester Zeit überprüft, wiederholt und aufgefrischt werden.

Die Fragen und Antworten entsprechen dem geforderten Wissensstand und sind so gestaltet, daß sowohl der Lernende allein sein Wissen überprüfen, als auch von einer zweiten Person abgefragt werden kann. Es handelt sich bei den Fragen um Multiple-Choice-Fragen, Zuordnungsfragen und frei zu beantwortende Fragen.

Für die Durcharbeit dieses Heftes sowie für die Klassenarbeiten und das Examen wünsche ich Ihnen viel Erfolg.

Hagen, im Januar 1991 Otto Bion

INHALTSVERZEICHNIS

I. Ernährungslehre

II. Anatomie - Physiologie

INHALTSVERZEICHNIS

I. Ernährungslehre

Frage 1
Definieren Sie die folgenden Begriffe:

Lebensmittel
- Lebensmittel im Sinne des Gesetzes sind Stoffe, die dazu bestimmt sind, in unverändertem, zubereitetem oder verarbeitetem Zustand vom Menschen verzehrt zu werden
- ausgenommen sind Stoffe, die überwiegend dazu bestimmt sind, zu anderen Zwecken als zur Ernährung oder zum Genuß verzehrt zu werden (z.B. Arzneimittel)

Nahrungsmittel
- sind Lebensmittel, die einen Nährwert besitzen, oder zur Erhaltung des Lebens, zum Wachstum und zur Fortpflanzung nötig sind

Nährstoffe
- sind in den Nahrungsmitteln enhaltene chemische Substanzen, aus denen der Organismus körpereigene Stoffe bilden kann

Genußmittel
- sind Lebensmittel, die wegen ihrer anregenden Wirkung genommen werden, aber keinen Nährwert besitzen (Ausnahme: Alkohol)

Frage 2
Was verstehen Sie unter dem Begriff "Ernährungslehre":

Ernährungslehre
- befaßt sich mit der Ernährung, die die Erhaltung der Gesundheit gewährleistet

Diätetik
- Lehre von der gesunden Lebensweise (im engeren Sinne)
- die Erhaltung und Wiedergewinnung der Gesundheit durch Regelung der Nahrungsaufnahme (im engeren Sinne)

Ernährung

- Versorgung des Organismus mit den zur Lebenserhaltung, zum Wachstum und zur Arbeitsleistung notwendigen Stoffen in fester, flüssiger oder gasfömiger Form
  (fest: Nahrungsmittel; flüssig: Milch, Säfte; gasförmig: Sauerstoff)

Frage 3

Nennen Sie die 7 Teilgebiete, in die sich der Gesamtstoffwechsel aufgliedern läßt:

1. Ernährung
   = die Aufnahme von Nahrungsstoffen
2. Verdauung
   = die Aufschließung von Nahrungsstoffen
   = die Aufspaltung der Nahrungsmittel in kleinste Bausteine
3. Resorption
   = Aufnahme in die Blut- und Lymphbahn
4. Baustoffwechsel
   = Umwandlung in körpereigene Stoffe
5. Intermediärer Stoffwechsel
   = chemische Umsetzung, die sich in den Zellen und Zellverbänden abspielt
6. Energiestoffwechsel
   = energetische Umsetzung
7. Ausscheidung
   = Abgabe von Endprodukten und körperfremden Stoffen

Frage 4

Erklären Sie die Begriffe: äußerer- und innerer Stoffwechsel:

äußerer Stoffwechsel

* Nahrungsaufnahme
* Ausscheidung von Endprodukten

innerer Stoffwechsel

Katabolismus

* Abbau der Nahrungsstoffe

Metabolismus

* Umwandlung von Nahrungsbestandteilen

Anabolismus
* Aufbaustoffwechsel
* Biosynthese (Aufbau komplexer Substanzen aus einfachen Komponenten)

Frage 5
Erklären Sie die Begriffe: Grundumsatz, Leistungsumsatz und Gesamtumsatz:

Grundumsatz

* Energiebedarf des ruhenden, liegenden, nüchternen Menschen bei normaler Zimmertemperatur innerhalb von 24 Stunden

abhängig von
* Alter
* Geschlecht
* Größe
* Gewicht

Energieverbrauch pro Stunde
* Frauen - 3,46 kJ je kg-Körpergewicht
* Männer - 4,19 kJ je kg-Körpergewicht

Leistungsumsatz

* Energieverbrauch zusätzlich zum Grundumsatz

abhängig von
* Körperleistung
* Umgebungstemperatur
* chemischer Leistung nach Nährstoffzufuhr
* Leistungen des Nervensystems

Gesamtumsatz

* Grundumsatz plus Leistungsumsatz

Gesamtumsatz in 24 Stunden
* leichte Arbeit 9200 - 10900 kJ
* mittelschwere Arbeit 11700 - 15900 kJ

Frage 6

Als Energiequotienten bezeichnet man:

O A) den täglichen Energiebedarf eines Menschen
O B) die in je 1 g Fett, Kohlenhydrat und Eiweiß enthaltene Energiemenge
O C) das Verhältnis zwischen zugeführten Energien und gewonnener Energie
O D) die in 24 Stunden zugeführte Energiemenge pro Kilogramm Körpergewicht

---

Frage 7

Der menschliche Körper besteht aus ca.:

O A) 7-12% Mineralstoffen
O B) 60-65% Eiweiß
O C) 10-15% Kohlenhydraten
O D) 19-20% Eiweiß
O E) 30-32% Mineralstoffen
O F) 1- 2% Kohlenhydraten
O G) 1- 2% Mineralstoffen
O H) 4- 5% Mineralstoffen

Frage 8

Der Begriff Stoffwechsel umfaßt:

O A) eine pH-Verschiebung des Blutes
O B) eine Hormonsteuerung der innersekretorischen Drüsen
O C) die gesamten Vorgänge des Abbaues und der Umwandlung von Substanzen im Körper
O D) eine Verschiebung des Ionenhaushaltes

Frage 9

Der Gesamtumsatz setzt sich zusammen aus:

O A) Mineralien und essentiellen Aminosäuren
O B) dem Grundumsatz und dem Leistungsumsatz
O C) dem Baustoffwechsel und der Vitaminzufuhr

---

6 = D; 7 = D,F,H; 8 = C; 9 = B

Frage 10

Ordnen Sie die Definitionen zu:

1) Abbaustoffwechsel
2) Aufbaustoffwechsel
3) Stoffwechsel
4) Störung des Nahrungsstofftransportes vom Darmlumen in die Lymph- und Blutbahn

A) Metabolismus
B) Katabolismus
C) Anabolismus
D) Malabsorption

A..........B..........C..........D..........

Frage 11

Ordnen Sie den aufgeführten Substanzen die entsprechenden Stoffgruppen zu:

1) Eiweiß
2) Vitamine
3) Zellulose
4) Chlorophyll
5) Röstprodukte
6) Spurenelemente
7) Kohlenhydrate
8) Fett
9) Wasser
10) Karotin

A) Baustoffe
B) Brennstoffe
C) Ergänzungs- und Regelstoffe
D) Ballaststoffe
E) Aromastoffe
F) Farbstoffe

A......B......C......D......E......F........

---

10 = A=3; B=1; C=2; D=4

11 = A=1,9; B=7,8; C=2,6,9; D=3; E=5; F=4,10

Frage 12
Energie wird gemessen in Kilo-Joule (veraltet Kilo-Kalorie).
Nennen Sie einige Beispiele zum Energieverbrauch, und geben Sie die Vergleichswerte für kcal und kJ an:

1 kcal = die Wärmemenge, die nötig ist um einen Liter Wasser von 14,5 auf 15,5 Grad Celsius zu erwärmen

1 kJ = die Wärmeabgabe, die entsteht, wenn ein Strom von 1 Ampere über 1 Sekunde gegen einen Widerstand von 1 Ohm fließt

1 kJ = Energiemenge, die man benötigt, um 1 Kilogramm in einer Sekunde einen Meter weit zu bewegen

1 kcal = entspricht 4,184 kJ
1 kJ = entspricht 0,239 kcal

Frage 13
Die aufgeführten Nährstoffe liefern an Energie:

1) 38,9 kJ (9,3 kcal)
2) 17,2 kJ (4,1 kcal)

A) Eiweiß
B) Fett
C) Kohlenhydrate

A............B............C..............

Frage 14
Welches sind energiespendende Nährstoffe:

0 A) Eiweiß
0 B) Fett
0 C) Mineralstoffe
0 D) fettlösliche Vitamine
0 E) Kohlenhydrate

---

13 = A=2, B=1, C=2; 14 = A,B,E

Frage 15
Beschreiben Sie die Bedeutung der Fette im menschlichen Organismus:

Fettbedarf pro kg-Körpergewicht und Tag

* Erwachsene = 1 Gramm
* ältere Menschen = 0,8 Gramm

Energiespender
* 1 Gramm = 39 kJ (9,3 kcal)

Trägerstoff
* Vitamine (A,D,E,K)
* Mineralien
* Farbstoffe
* essentielle Fettsäuren

Organschutz
* Fettpolster (Nierenlager, Mesenterium, Unterhaut)

Frage 16
Unterteilen Sie die Fette nach ihrer Konsistenz, und geben Sie einige Beispiele an:

harte Fette
* Talg

halbfeste Fette
* Margarine
* Butter
* Schmalz

flüssige Fette
* Lebertran
* Sojaöl
* Olivenöl
* Sonnenblumenöl
* Rapsöl
* Leinsamenöl

Frage 17

Nennen Sie die wichtigsten gesättigten und ungesättigten Fettsäuren, die in den natürlichen Fetten vorkommen:

gesättigte Fettsäuren

* Buttersäure
* Capronsäure
* Caprylsäure
* Caprinsäure
* Laurinsäure
* Myristinsäure
* Palmitinsäure
* Stearinsäure

ungesättigte Fettsäuren

* Ölsäure
* Linolsäure
* Linolensäure
* Arachidonsäure

Frage 18

Beschreiben Sie die Verdauung und Resorption der Fette:

Mund

* mechanische Zerkleinerung

Magen

* Zwischenlagerung

Dünndarm

- Gallensäuren
  * emulgieren die Fette
  * verbinden sich mit den schwer resorbierbaren Fettsäuren und erleichtern die Resorption
  * beschleunigen die Wiederverwertung von Glycerin und Fettsäuren im Stoffwechsel
  * aktivieren die fettspaltenden Fermente
- Pankreas- und Dünndarmlipasen
  * spalten Tri- und Monoglyceride in Glycerin und Fettsäuren

Resorption

* Glycerin wird direkt von der Dünndarmschleimhaut resorbiert
* Fettsäuren werden erst nach Bindung an Gallensäure von der Dünndarmschleimhaut resorbiert
* der überwiegende Teil des Glycerins und der Fettsäuren verbinden sich beim Durchtritt durch die Darmwand zu Fettmolekülen und werden über die Lymphgefäße abtransportiert
* ein geringer Teil des Glycerins und der Fettsäuren wird von den Blutgefäßen abtransportiert

---

Frage 19

Die aufgeführten Nährstoffe setzen sich aus folgenden Elementen zusammen:

1) Kohlenstoff
2) Sauerstoff
3) Wasserstoff
4) Stickstoff

A) Eiweiß
B) Fett
C) Kohlenhydrate

A............B............C..............

Frage 20

Fette:

0 A) bestehen aus Glycerin und Fettsäuren
0 B) werden bei der Verdauung durch Galle in feinste Tröpfchen (Mizellen) verteilt
0 C) haben pro Gewichtseinheit etwa denselben Energiegehalt wie Kohlenhydrate
0 D) werden durch Amylasen der Bauchspeicheldrüse in ihre Bausteine zerlegt
0 E) enthalten keinen Stickstoff

---

19 = A=1,2,3,4; B=1,2,3; C=1,2,3;   20 = A,B,E

Frage 21

Die Emulgierung der Fette wird bewirkt durch:

0 A) Lipase
0 B) Magensäure
0 C) Gallensaft
0 D) Amylase

Frage 22

Welche Nahrungsmittel sind reich an Lipoiden:

0 A) Zwiebeln
0 B) Pfeffer
0 C) Butter
0 D) Petersilie
0 E) Hirn
0 F) Eigelb

Frage 23

Welche Stoffe zählen zu den Ketokörpern:

0 A) Acetessigsäure
0 B) Kreatinin
0 C) Aceton
0 D) Beta-Oxy-Buttersäure

Frage 24

Endprodukte des Fettabbaues:

0 A) Fettsäure
0 B) Wasser
0 C) Glycerin
0 D) Kohlendioxid

---

21 = C; 22 = C,E,F; 23 = A,C,D; 24 = B,D

Frage 25
Beschreiben Sie die Bedeutung der Kohlenhydrate im menschlichen Organismus:

Kohlenhydratbedarf pro kg-Körpergewicht und Tag

- Erwachsene
  * 6 Gramm
- ältere Menschen
  * 4,5 Gramm

Energiespender
* 1 Gramm = 17,22 kJ (4,1 kcal)

Reserveenergie
* Glykogen in der Leber- und Muskelzelle

funktionsfördernd
* Anregung der Darmperistaltik durch den Ballaststoff Zellulose

Organ- und Funktionsbestandteil
* Schleimstoff (Mucopolysaccharide)
* Blutgerinnungsfaktor (Heparin)

Frage 26
Aus welchen Monosacchariden setzen sich die für die Ernährung wichtigsten Disaccharide zusammen:

Saccharose (Rohrzucker, Rübenzucker)
* je ein Molekül Fruktose und Glukose

Laktose (Milchzucker)
* je ein Molekül Glukose und Galaktose

Maltose (Malzzucker)
* zwei Moleküle Glukose

Frage 27
Nennen Sie die für die Ernährung wichtigen Polysaccharide, und zählen Sie einige Nahrungsmittel auf, in denen diese vorkommen:

Glykogen
* Muskelfleisch
* Leber
* Fisch

Stärke
* Kartoffeln
* Getreide
* Hülsenfrüchte

Zellulose
* Gerüst- und Stützsubstanzen der Pflanzen

Pektin
* leicht gelantierende Kohlenhydrate in Fruchtsäften

Frage 28
Beschreiben Sie die Verdauung und Resorption der Kohlenhydrate:

Mund
* mechanische Zerkleinerung
- Speichelamylase (Ptyalin)
  * spaltet Stärke in Maltose

Magen
* Zwischenlagerung (Wirkung der Speichelamylase bis zur vollständigen Durchsäuerung der Speise)

Dünndarm
- Pankreasamylase
  * spaltet Stärke in Maltose
- Pankreas- und Dünndarmglucosidasen
  * Maltase spaltet Maltose in zwei Glukosemoleküle
  * Saccharase spaltet Saccharose in je ein Glukose- und Fruktosemolekül
  * Lactase spaltet Laktose in je ein Glukose- und Galaktosemolekül

Resorption
* Monosaccharide werden direkt von der Dünndarmschleimhaut resorbiert und gelangen über die Pfortader zur Leber
* nicht zur Energieerzeugung benötigte Glukose wird als Glykogen in den Muskel- und Leberzellen gespeichert
* überschüssige Kohlenhydrate werden zu Fett umgewandelt und im Fettgewebe gespeichert

Frage 29

Ordnen Sie die Aussagen den Monosacchariden zu:

1) Dextrose
2) insulinabhängig
3) starke Süßkraft

A) Glukose
B) Fruktose
C) Galaktose

A.............B.............C..............

Frage 30

Die aufgeführten Oligosaccharide setzen sich zusammen aus:

1) Glukose + Glukose
2) Glukose + Galaktose
3) Glukose + Fruktose

A) Maltose
B) Saccharose
C) Laktose

A.............B.............C...............

Frage 31

Ordnen Sie die Kohlenhydratarten zu:

1) Glukose
2) Fruktose
3) Zellulose
4) Saccharose
5) Galaktose
6) Maltose
7) Stärke
8) Lactose

A) Monosaccharide
B) Disaccharide
C) Polysaccharide

A.............B.............C..............

Frage 32

Welche Nährstoffe werden durch Speichelamylase gespalten:

O A) Stärke
O B) Zellulose
O C) Eiweiß
O D) Fett

---

29 = A=1,2; B=3; C=1,2
30 = A=1; B=3; C=2
31 = A=1,2,5; B=4,6,8; C=3,7
32 = A

Frage 33

Zu den Monosacchariden gehören:

O A) Fruktose
O B) Saccharose
O C) Glykogen
O D) Maltose
O E) Galactose
O F) Glukose

Frage 34

Zellulose ist:

O A) ein wasserlöslicher Vielfachzucker
O B) ein Stoff, der die Peristaltik des Darmes anregt
O C) ein Vielfachzucker, der bei der Verdauung zu Monosacchariden abgebaut wird

---

Frage 35

Was ist Glykogen:

O A) ein Reservestoff, der in der Leber gespeichert wird
O B) ein tierisches Polysaccharid
O C) ein Stoff, der einem Steuerungsmechanismus von Stoffwechselhormonen unterworfen ist
O D) ein Vielfachzucker in der Pflanze

Frage 36

Zu den Disacchariden gehören:

O A) Fruchtzucker
O B) Rohrzucker
O C) Zellulose
O D) Milchzucker
O E) Pektin

---

33 = A,E,F; 34 = B; 35 = A,B,C; 36 = B,D

Frage 37

Nennen Sie die essentiellen-, nichtessentiellen- und semiessentiellen Aminosäuren:

essentielle Aminosäuren (können vom Körper nicht synthetisiert werden)

* Isoleucin
* Leucin
* Lysin
* Methionin
* Phenylalanin
* Threonin
* Tryptophan
* Valin

nichtessentielle Aminosäuren (können vom Körper synthetisiert werden)

* Alanin
* Asparaginsäure
* Cystein
* Cystin
* Glutaminsäure
* Glykokoll
* Hydroxyprolin
* Norleucin
* Prolin
* Serin
* Tyrosin

semiessentielle Aminosäuren (nur bei Patienten mit Stoffwechselstörungen)

* Arginin
* Histidin

Frage 38

Erklären Sie den Begriff "biologische Wertigkeit", und nennen Sie einige Nahrungsmittel mit einer hohen biologischen Wertigkeit:

Biologische Wertigkeit

* biologische Wertigkeit gibt an, wieviel Gramm körpereigenes Eiweiß aus 100 Gramm Nahrungseiweiß aufgebaut werden können
* biologische Wertigkeit eines Nahrungseiweißes ist abhängig von der quantitativen Zusammensetzung der essentiellen Aminosäuren

Nahrungsmittel mit hoher biologischer Wertigkeit

* Fleisch
* Fisch
* Eier
* Milch
* Sojamehl

Frage 39

Beschreiben Sie die Bedeutung der Eiweiße im menschlichen Organismus:

Eiweißbedarf pro kg-Körpergewicht und Tag

- Erwachsene
  * 1 Gramm
- ältere Menschen
  * 1,4 Gramm

Energiespender

* 1 Gramm = 17,22 kJ (4,1 kcal)

Baustoff

* Bestandteil aller Strukturen innerhalb und außerhalb der Zelle

Katalysator

* katalytisch wirkende Proteine (Enzyme)

Schutzstoff

* Antikörperfunktion (Gammaglobuline)

Osmose

* Aufrechterhaltung des kolloidosmotischen Drucks

Stützfunktion

* Bestandteil von Knochen, Knorpel und Haut

Regelwirkung

* Bestandteil von Hormonen (Insulin)

Transportfunktion

* als Hämoglobin = Gastransport
* als Plasmaproteine = Vitamine, Salze, Wasser, Farbstoffe, Lipoide, Schwermetalle und viele Medikamente

Frage 40

Nennen Sie die wichtigsten Proteine und Proteide:

Proteine

* Globuline
* Albumine
* Skleroproteine
* Glutenine

Proteide

* Phosphorproteide
* Glukoproteide
* Nukleoproteide
* Lipoproteide
* Chromoproteide

Frage 41

Beschreiben Sie die Verdauung und Resorption der Eiweiße:

Mund

* mechanische Zerkleinerung

Magen

* Zwischenlagerung
- HCl der Belegzellen
  * Eiweißdenaturierung
  * Oberflächenvergrößerung
- Pepsinogen der Hauptzellen
  * wird aktiviert durch HCl in Pepsin
  * Pepsin spaltet Eiweiß bis Polypeptide
- Kathepsinogen der Hauptzellen
  * wird aktiviert durch HCl und Pepsin in Kathepsin
  * Kathepsin spaltet Eiweiß bis Polypeptide

Dünndarm

- Trypsinogen des Pankreas
  * wird aktiviert durch Enterokinase zu Trypsin
  * Trypsin spaltet Eiweiß bis Polypeptide
- Chymotrypsinogen des Pankreas
  * wird aktiviert durch Trypsin zu Chymotrypsin
  * Chymotrypsin spaltet Eiweiß bis Polypeptide

- Erepsin der Darmschleimhaut
  * spaltet Polypeptide bis zu Aminosäuren

Resorption

* Aminosäuren werden aktiv von der Dünndarmschleimhaut resorbiert und gelangen über die Pfortader zur Leber
* Aminosäuren werden in der Leber und den übrigen Organzellen zu körpereigenem Eiweiß aufgebaut
* überschüssiges Eiweiß wird zur Deckung des Energiebedarfs genutzt und nach der Oxydation als Harnstoff über die Nieren ausgeschieden

---

Frage 42

Die biologische Wertigkeit des Nahrungseiweißes ist abhängig von:

O A) der Kalorienzahl der Aminosäuren
O B) der Anzahl der Aminosäuren
O C) der Anzahl der essentiellen Aminosäuren
O D) der Anzahl der essentiellen Fettsäuren

Frage 43

Eiweiß wird im menschlichen Körper hauptsächlich (überwiegend) benötigt:

O A) zum Zellaufbau
O B) als Reservestoff
O C) als Energiespender
O D) zur Körperabwehr

Frage 44

Essentielle Aminosäuren:

O A) können vom Organismus des Menschen selbst gebildet werden
O B) haben einen besonders niedrigen pH-Wert
O C) werden zur Deckung des Kaliumbedarfes benötigt
O D) müssen mit der Nahrung dem Menschen zugeführt werden

---

42 = C; 43 = A; 44 = D

Frage 45

Welche Stoffe entstehen durch bakterielle Zersetzung der Eiweiße im Dickdarm:

0 A) Indol
0 B) Kresol
0 C) Phenol
0 D) Acetessigsäure
0 E) Skatol

Frage 46

Zu den Proteinen gehören:

0 A) Albumine
0 B) Globuline
0 C) Hämoglobin
0 D) Myoglobin
0 E) Chlorophyll
0 F) Fibrin

Frage 47

Zu den Proteiden gehören:

0 A) Hämoglobin
0 B) Myoglobin
0 C) Globuline
0 D) Albumine
0 E) Fibrin
0 F) Chlorophyll

Frage 48

Zu den Endprodukten des Eiweißstoffwechsels gehören:

0 A) Harnstoff
0 B) Monosaccharide
0 C) Harnsäure
0 D) Glycerin
0 E) Kreatinin

---

45 = A,B,C,E; 46 = A,B,F; 47 = A,B,F; 48 = A,C,E

Frage 49

Zählen Sie Vorkommen, physiologische Wirkungen und Mangelerscheinungen der Mineralstoffe auf:

Natrium

* Kochsalz
* in fast allen Lebensmitteln

- physiologische Wirkung
  * bestimmt den osmotischen Druck in den extrazellulären Flüssigkeiten
- Mangelerscheinungen
  * Hyponatriämie
  * Schwäche
  * Übelkeit
  * Hypotonie

Kalium

- Vorkommen
  * Getreideprodukte
  * Obst
  * Gemüse
  * Milchprodukte
  * Fleisch
- physiologische Wirkung
  * bestimmt den osmotischen Druck in den intrazellulären Flüssigkeiten
  * Aktivierung von Enzymsystemen (Glykolyse, oxydative Phosphorylierung)
  * Bestandteil des Speichels, Magen- und Darmsaftes
- Mangelerscheinungen
  * Hypokaliämie
  * Herzmuskelschäden
  * neuromuskuläre Symptomatik (mit Kraftlosigkeit der Skelettmuskulatur)

Chlor

- Vorkommen
  * Kochsalz
  * Gemüse
  * Milchprodukte

* Fleisch
* Fisch

- physiologische Wirkung

* Ionenbestandteil der Salzsäure im Magensaft
* erforderlich zur Aktivierung des Pepsins

- Mangelerscheinung

* metabolische Alkalose
* Muskelschwäche
* Hypochlorämie durch anhaltendes Erbrechen

Kalzium

- Vorkommen

* Milchprodukte
* Fisch
* Getreideprodukte
* Hülsenfrüchte
* Nüsse

- physiologische Wirkung

* Baustein der Knochensubstanz
* Baustein der Zahnsubstanz
* Zellabdichtung
* Erregbarkeit der Nerven
* Blutgerinnung

- Mangelerscheinungen

* Schäden am Knochengewebe
* Blutgerinnungsstörungen
* Hypokalzämie
* Tetanie
* Reizleitungsstörungen des Herzens

Phosphor

- Vorkommen

* Fleisch
* Fisch
* Milchprodukte
* Gemüse
* Schalenobst
* Getreideprodukte

- physiologische Wirkung
  * Baustein der Knochensubstanz
  * Baustein der Zahnsubstanz
  * Regulation des Phosphorsäurestoffwechsels
  * Bestandteil der Phosphorproteide
  * Energieüberträger im Intermedialstoffwechsel
- Mangelerscheinungen
  * sind beim Menschen nicht bekannt

Magnesium
- Vorkommen
  * Milchprodukte
  * Gemüse (Bestandteil des Chlorophylls)
  * Getreideprodukte
- physiologische Wirkung
  * Kofaktor vieler Enzyme
  * Beeinflussung der neuromuskulären Erregbarkeit
  * Bestandteil des Knochengewebes
- Mangelerscheinungen
  * nervöse Erregbarkeit
  * Muskelschwäche

Frage 50
Nennen Sie Hauptvorkommen, Funktionen und Mangelerscheinungen der wichtigsten Spurenelemente:

Eisen
- Vorkommen
  * Fleisch
  * Fisch
  * Leber
  * Obst
  * Getreide
  * Gemüse
- Funktion
  * Bestandteil des Hämoglobins
  * Bestandteil des Myoglobins

- Mangelerscheinungen
  * Kopfschmerzen
  * Veränderungen der Haut und Hautanhängsel
  * Schleimhautveränderungen
  * Eisenmangelanämie

Jod

- Vorkommen
  * Fisch
  * Fleisch
  * Gemüse
- Funktion
  * Bestandteil der Schilddrüsenhormone
- Mangelerscheinung
  * endemischer Kropf

Kobalt

- Vorkommen
  * Fleisch
  * Leber
  * Milchprodukte
  * Getreide
  * Gemüse
  * Hülsenfrüchte
- Funktion
  * Bestandteil des Vitamin B 12
- Mangelerscheinung
  * Anämie bei Mangel an Vitamin B 12 (perniziöse Anämie)

Kupfer

- Vorkommen
  * Leber
  * Fisch
  * Milchprodukte
  * Getreideprodukte
  * Obst
- Funktion
  * Bestandteil mehrerer Enzyme (Oxydasen, Tyrosin-Hydrolase)
  * Blutbildung

- Mangelerscheinungen
  * mikrozytäre Anämie
  * Störungen des Eisenstoffwechsels

Zink

- Vorkommen
  * alle pflanzlichen Nahrungsmittel
  * alle tierischen Nahrungsmittel
- Funktion
  * Bestandteil mehrerer Enzyme (Carboxypeptidase, Carboanhydrase)

Mangelerscheinungen
  * Haarausfall
  * Wachstumsstörungen

Fluor

- Vorkommen
  * Trinkwasser
  * Fisch
  * Fleisch
  * Gemüse
- Funktion
  * Kariesprophylaxe
- Mangelerscheinung
  * Karies

Frage 51

Ordnen Sie den Mineralien ihre Hauptaufgaben im Körper zu:

1) Bestandteil des Hämoglobins
2) notwendig zur Hormonbildung in der Schilddrüse
3) Baustein der Knochen und Zähne
4) Kariesprophylaxe
5) Zellstoffwechsel

A) Calcium B) Eisen C) Jod D) Fluor E) Kalium

A.......B.......C.......D.......E.......

---

51 = A=3; B=1; C=2; D=4; E=5

Frage 52

Calcium kann nicht ausreichend resorbiert werden:

0 A) wenn nicht alle essentiellen Aminosäuren in der Nahrung enthalten sind
0 B) wenn ein Säuremangel im Magen vorliegt
0 C) wenn Vitamin D und Zitronensäure in der Nahrung enthalten sind
0 D) wenn in der Nahrung Oxalsäure vorhanden ist

Frage 53

Welche Aufgaben hat Calcium im menschlichen Organismus:

0 A) Beteiligung an der Zellabdichtung
0 B) Aufbau und Umbau der Knochen
0 C) Bildung von Oxalsäure
0 D) Umwandlung von Ergosterin in Vitamin D
0 E) Beteiligung an der Blutgerinnung

Frage 54

Der Tagesbedarf an Phosphor für einen alten Menschen beträgt pro kg Körpergewicht:

0 A) 1,7 Gramm
0 B) 6,0 Gramm
0 C) 19 mg
0 D) 0,00025 Gramm
0 E) 0,25 mg

Frage 55

Welches sind unentbehrliche Spurenelemente:

0 A) Blei
0 B) Jod
0 C) Zink
0 D) Kupfer
0 E) Kobald
0 F) Arsen
0 G) Aluminium
0 H) Quecksilber
0 J) Eisen

---

52 = B,D; 53 = A,B,E; 54 = C; 55 = B,C,D,E,J

Frage 56
Frühe Symptome eines Ca-Mangels können sein:

O A) zunehmende Reizbarkeit und Nervosität
O B) Ödembildung in den weichen Hautpartien
O C) kleinschuppige, atrophisch wirkende Haut
O D) Zyanose an den Akren

Frage 57
Welches der folgenden Nahrungsmittel ist besonders jodhaltig:

O A) Reis
O B) Pampelmusensaft
O C) Fisch
O D) Rindfleisch

Frage 58
Welches der folgenden Nahrungsmittel hat den höchsten Calciumgehalt:

O A) Spinat
O B) Spargel
O C) Roggenbrot
O D) Emmentaler-Käse

Frage 59
Der menschliche Organismus benötigt Jod zur:

O A) Hormonbildung
O B) Pigmentbildung
O C) Infektabwehr
O D) Aufrechterhaltung des kolloidosmotischen Druckes

---

56 = A,C; 57 = C; 58 = D; 59 = A

Frage 60

Unter den anorganischen Nahrungsbestandteilen steht Wasser der Menge nach an erster Stelle.
Wasser, das sich aus Wasserstoff (H) und Sauerstoff (O) zusammensetzt, ist für den Körper von größter Bedeutung.
Nennen Sie die wichtigsten Aufgaben des Wassers im menschlichen Organismus:

anorganischer Baustoff

* Wasser ist Bestandteil jeder Zelle
* Wasser ist beteiligt an der Bildung der Körpersäfte (Blut, Lymphe, Liquor, Speichel, Magensaft, etc.)

Lösungs- und Transportmittel

* Transportmittel für zahlreiche organische und anorganische Stoffe
  - die resorbierten Stoffe werden zu den Zellen transportiert
  - die Stoffe, die ausgeschieden werden müssen, werden zu den Ausscheidungsorganen transportiert (Niere, Haut, Lunge, Darm)

Regelung der Körpertemperatur

* die Körpertemperatur wird abgesenkt, wenn Wasser durch die Schweißdrüsen austritt und verdunstet

---

Frage 61

Nennen Sie den normalen Wasserbedarf des gesunden alten Menschen, und machen Sie bitte Angaben zur normalen Wasseraufnahme und Wasserabgabe:

Wasserbedarf

* 30 - 35 Gramm pro Kilo Körpergewicht in 24 Stunden
* 2 - 2,5 Liter pro Tag

tägliche Wasseraufnahme (ca.)

* flüssige und feste Nahrungsmittel:	700 ml/Tag
* Getränke:	1500 ml/Tag
* Oxydationswasser:	300 ml/Tag

tägliche Wasserabgabe (ca.)

Haut (Schweiß):	500 ml/Tag
Lunge:	400 ml/Tag
Harn:	1400 ml/Tag
Stuhl:	200 ml/Tag

Frage 62
Welche Eigenschaften muß Trinkwasser aufweisen:
* kühl
* klar
* farblos
* geruchlos
* geschmacklos
* frei von Krankheitserregern
* frei von Giften
* mittlere Wasserhärte von 6-12

Frage 63
Die Steuerung des Wasserhaushaltes erfolgt durch:

O A) das Hormon Adrenalin der Nebenniere
O B) die Temperaturregulation
O C) die gleichmäßige Flüssigkeitszufuhr und Flüssigkeitsausfuhr
O D) Hormone des Hypophysenhinterlappens und durch Vitamin E und Vitamin B_1

Frage 64
Der Wasserbedarf des menschlichen Organismus beträgt beim Erwachsenen ca.:

O A) 100 - 120 ml je kg Körpergewicht
O B) 63 - 65 ml je kg Körpergewicht
O C) 35 - 40 ml je kg Körpergewicht
O D) 5 - 10 ml je kg Körpergewicht
O E) 1 - 3 ml je kg Körpergewicht

Frage 65
Wie groß ist die täglich abgesonderte Menge der Verdauungssäfte beim Erwachsenen:

O A) 5 - 7 Liter
O B) 1 - 2 Liter
O C) 0,5 - 1 Liter

---

63 = D; 64 = C; 65 = A

Frage 66

Teilen Sie die Vitamine nach ihrer Löslichkeit ein:

fettlösliche Vitamine

* Vitamin A (Retinol)
* Vitamin D (Calciferol)
* Vitamin E (Tocopherol)
* Vitamin K (Phyllochinon)

wasserlösliche Vitamine

* Vitamin B 1 (Thianin)
* Vitamin B 2 (Riboflavin)
* Vitamin B 6 (Pyridoxin)
* Vitamin B 12 (Cobalamine)
* Vitamin C (Ascorbinsäure)
* Vitamin PP (Niacin)
* Vitamin Pantothensäure

Frage 67

Nennen Sie Eigenschaften, Bedeutung, Vorkommen, Tagesbedarf, Resorption, Mangelerscheinungen, Medikamentennamen und Überdosierungssymptome des Vitamin A:

Eigenschaften

* fettlöslich
* hitzebeständig
* lichtempfindlich

Vorkommen

* Lebertran
* Butter
* Eigelb
* Leber

- Vorkommen als Provitamin Carotin
  * Möhren
  * Tomaten
  * Mais
  * Salat
  * grünes Gemüse
  * Obst

Tagesbedarf

* 5000 I.E. Vitamin A = 2-3 mg Vitamin A

Resorption

* unter Anwesenheit von Fetten und Gallensäuren

Bedeutung

* Bestandteil des Sehpurpurs
* beteiligt am Zellstoffwechsel der Haut und Schleimhaut

Mangelerscheinungen

* Nachtblindheit
* Infektionsanfälligkeit
* Austrocknung und Verhornung der Haut
* Schleimhautveränderungen im Bereich des Verdauungs- und Atmungstraktes

Medikamente

* Vogan
* Arovit
* Axerol

Überdosierungssymptome

* Schlafstörungen
* Übererregbarkeit

Frage 68

Nennen Sie Eigenschaften, Vorkommen, Tagesbedarf, Aktivierung, Bedeutung, Mangelerscheinungen, Medikamentennamen und Überdosierungssymptome des Vitamin D:

Eigenschaften

* fettlöslich
* wasserunlöslich
* lichtempfindlich
* hitzebeständig

Vorkommen

* Lebertran
* Eigelb
* Leber
* Fisch
* Hefe (Ergosterin)
* Milch (Ergosterin)

Tagesbedarf

* 400 I.E. Vitamin D = 0,01 mg Vitamin D

Aktivierung

* durch UV-Bestrahlung wird Ergosterin in der Haut zu Vitamin D umgewandelt

Bedeutung

* Resorption von Kalzium aus dem Darm
* Steuerung des Kalziumstoffwechsels
* Steuerung des Phosphatstoffwechsels
* Steuerung der Kalkeinlagerung im Knochen

Mangelerscheinungen

* mangelhafte Kalkablagerung im Knochen
* Knochenerweichung (Osteomalazie)
* Rachitis (Englische Krankheit)

Medikamente

* Vigantol
* Vigantoletten
* Vigorsan

Überdosierungssymptome

* Durst
* Harnflut
* Appetitlosigkeit
* Mattigkeit

Frage 69

Nennen Sie Eigenschaften, Vorkommen, Tagesbedarf, Bedeutung, Mangelerscheinungen und Medikamentennamen des Vitamin E:

Eigenschaften

* fettlöslich
* wasserunlöslich
* hitzebeständig
* luftunempfindlich

Vorkommen

* Weizenkeimöl
* Eigelb
* Olivenöl
* Margarine
* Milch

Tagesbedarf

* ca. 12 mg Vitamin E

Bedeutung
* Resistenzerhöhung der Erythrozyten gegen hämolytische Oxydationsmittel
* regt die Bildung von gonadotropen Hormonen an

Mangelerscheinungen
* Fehlgeburten und Muskelschwäche (nicht mit Sicherheit nachgewiesen)

Medikamente
* Ephynal
* Evitol
* E-Viterbin

Frage 70

Nennen Sie Eigenschaften, Vorkommen, Tagesbedarf, Bedeutung, Mangelerscheinungen und Medikamentname des Vitamin K:

Eigenschaften
* fettlöslich
* wasserunlöslich
* hitzeempfindlich

Vorkommen
* Gemüse
* Kartoffeln
* Hülsenfrüchte
* Tomaten
* Vitamin K kann auch von den Darmbakterien gebildet werden

Tagesbedarf
* ca. 0,3-1 mg Vitamin K (nicht genau bekannt)

Bedeutung
* Funktionserhaltung des Blutgerinnungssystems
* ist in der Leber zur Bildung von Prothrombin notwendig
* dient als Antagonist gegen Cumarinpräparate

Mangelerscheinungen
* Verlängerung der Blutgerinnungszeit
* Blutungsneigung (Anämie)

Medikament
* Konakion

Frage 71

Nennen Sie Eigenschaften, Vorkommen, Tagesbedarf, Bedeutung, Mangelerscheinungen und Medikamentennamen des Vitamin C:

Eigenschaften

* leicht wasserlöslich
* hitzeempfindlich
* sauerstoffempfindlich
* unter Luftabschluß hitzebeständig
* empfindlich gegen UV-Strahlen

Vorkommen

* Hagebutten
* Beerenobst
* Südfrüchte
* grünes Blattgemüse
* Paprika
* Kartoffeln

Tagesbedarf

* 75 mg Vitamin C

Bedeutung

* fördert die Blutbildung
* notwendig für die normalen Stoffwechselvorgänge der Zellen
* Erhaltung der allgemeinen Widerstandskraft des Körpers

Mangelerscheinungen

* Frühjahrsmüdigkeit
* Zahnfleischbluten
* Schleimhautblutungen im Bereich der Atmungs- und Verdauungsorgane
* Zahnfleischveränderungen
* Veränderungen am Skelettsystem
* Infektanfälligkeit
* Skorbut (bei völliger Avitaminose)

Medikamente

* Cebion
* Redoxon
* Cedoxon

Frage 72

Nennen Sie Eigenschaften, Vorkommen, Tagesbedarf, Bedeutung, Mangelerscheinungen und Medikamentennamen des Vitamin B 1:

Eigenschaften

* leicht wasserlöslich
* empfindlich gegen hohe Temperaturen

Vorkommen

* Hefe
* Getreideprodukte
* Nüsse
* Fleisch
* Leber
* Eigelb
* Kartoffeln

Tagesbedarf

* 1,4 -1,6 mg Vitamin B 1

Bedeutung

* unentbehrlich für den normalen Ablauf des Kohlenhydratstoffwechsels
* beeinflußt den Wasserhaushalt des Körpers, die Fettresorption und den Eiweißstoffwechsel
* fördert die Gesunderhaltung von Nerven- und Muskelgewebe

Mangelerscheinungen

* Appetitlosigkeit
* Gewichtsverlust
* Muskelschwäche
* Nervosität
* Reizbarkeit
* Depression
- Beriberi-Krankheit
    * Polyneuritis mit schlaffen Lähmungen, Parästhesien und Hyperästhesien
    * Myokardschädigung mit Ödemen, Hypotonie und Herabsetzung des Grundumsatzes

Medikamente

* Betabion
* Betaxin
* Aneurin

Frage 73

Nennen Sie Eigenschaften, Vorkommen, Tagesbedarf, Bedeutung, Mangelerscheinungen und Medikamentennamen des Vitamin B 2:

Eigenschaften

* schwer wasserlöslich
* lichtempfindlich
* hitzebeständig

Vorkommen

* Fleisch
* Fisch
* Leber
* Eigelb
* Milch
* Hefe
* Getreideprodukte
* Hülsenfrüchte

Tagesbedarf

* 1,8 -2,0 mg Vitamin B 2

Bedeutung

* unentbehrlich für die Oxydationsvorgänge aller Zellen
* Beteiligung am Sehvorgang
* Regulator der Hämoglobinbildung

Mangelerscheinungen

* Sehstörungen
* Müdigkeit
* Arbeitsunlust
* Entzündungen der Schleimhäute
* normozytäre Anämie

Medikamente

* Becozym
* Polybion (Vitamin-B-Komplex)

Frage 74

Nennen Sie Eigenschaften, Vorkommen, Tagesbedarf, Bedeutung, Mangelerscheinungen und Medikamentennamen des Vitamin B 6:

Eigenschaften

* wasserlöslich
* hitzebeständig

Vorkommen
* Getreide
* Hefe
* Leber
* Fleisch
* Milch
* Eigelb
* Gemüse

Tagesbedarf
* 1-2 mg Vitamin B 6

Bedeutung
* Bestandteil verschiedener Enzyme
* wachstumsfördernd
* notwendig für den Aminosäurestoffwechsel

Mangelerscheinungen
* Hautveränderungen (seborrhoische Dermatitis)

Medikamente
* Hexobion
* Benadon

Frage 75

Nennen Sie Eigenschaften, Vorkommen, Tagesbedarf, Bedeutung, Mangelerscheinungen und Medikamentenname des Vitamin B 12:

Eigenschaften
* wasserlöslich

Vorkommen
* Innereien
* Milch
* Eier

Tagesbedarf
* 5-10 Mikrogramm Vitamin B 12

Bedeutung
* Reifungsstoff der Erythrozyten (extrinsic factor)
* Beteiligung an der Biosynthese von Nukleinsäuren

Mangelerscheinungen
* Perniziöse Anämie bei Fehlen des extrinsic factors (Vitamin-B 12-Avitaminose)

* Perniziöse Anämie bei Fehlen des von den Belegzellen des Magens gebildeten intrinsic factors
* Parästhesien
* Veränderungen der Zungenschleimhaut

Medikament
* Cytobion

Frage 76
Nennen Sie Eigenschaften, Vorkommen, Tagesbedarf, Bedeutung, Mangelerscheinungen und Medikamentennamen des Vitamin Niacin (PP):

Eigenschaften
* wasserlöslich
* hitzeunempfindlich

Vorkommen
* Leber
* Herz
* Fisch
* Milch
* Hefe
* Getreide
* Gemüse
* Nüsse

Tagesbedarf
* 10-15 mg Vitamin Niacin (PP)

Bedeutung
* Wasserstoffübertragung
* wirkt Störungen des Verdauungstraktes entgegen
* wirkt Störungen des Nervensystems entgegen

Mangelerscheinungen
* schmerzhafte Schwellungen der Haut
* Schleimhauterkrankungen des Mundes, Magens und Intestinaltraktes
* psychische Störungen (Psychosen)
* Niacin-Avitaminose (Pellagra)

Medikamente
* Nicobion
* Endobion
* Nicotinamid

Frage 77
Nennen Sie Eigenschaft, Vorkommen, Tagesbedarf, Bedeutung, Mangelerscheinungen und Medikamentenname des Vitamins Pantothensäure:

Eigenschaft
* hitzeempfindlich

Vorkommen
* Fleisch
* Fisch
* Eigelb
* Getreide
* Gemüse

Tagesbedarf
* 5-10 mg Vitamin Pantothensäure

Bedeutung
* Aufrechterhaltung der normalen Gewebsfunktionen
* Resistenzerhöhung der Schleimhäute gegen Entzündungen
* fördert das Wachstum der Haare
* fördert die Pigmentierung der Haare

Mangelerscheinungen
* Schädigung der Haut
* erhöhte Infektanfälligkeit
* Mobilitätsstörungen des Magen-Darm-Traktes
* Ausfallserscheinungen im Bereich des Nervensystems
* Beeinträchtigung der Antikörperbildung

Medikament
* Bepanthen

Frage 78
Avitaminosen werden hervorgerufen durch:

0 A) Überdosierung von Vitaminen
0 B) normale Zufuhr von Vitaminen
0 C) Mangel an Vitaminen im Körper

---

78 = C

Frage 79

Ordnen Sie die Vitamine zu:

1) Vitamin A
2) Vitamin B-Komplex
3) Vitamin D
4) Vitamin E
5) Vitamin C
6) Vitamin H
7) Vitamin K

A) fettlösliche Vitamine
B) wasserlösliche Vitamine

A.....................B.....................

Frage 80

Koordinieren Sie die nachfolgenden Aussagen und Begriffe:

1) die bei übermäßiger künstlicher Zufuhr von Vitaminen auftretenden Krankheiten
2) eine durch völliges Fehlen von Vitaminen auftretende Mangelerkrankung
3) Vitaminstoffwechselstörung
4) die bei ungenügender Vitaminzufuhr auftretenden Zustände

A) Vitaminose
B) Avitaminose
C) Hypovitaminose
D) Hypervitaminose

A..........B..........C..........D..........

Frage 81

Karotin ist das Provitamin von:

0 A) Vitamin A
0 B) Vitamin B 12
0 C) Vitamin D
0 D) Vitamin K

---

79 = A=1,3,4,7; B=2,5,6; 80 = A=3; B=2; C=4; D=1 81= A

Frage 82

Wodurch wird der Vitamin-C-Gehalt von Gemüse am stärksten gemindert:

O A) durch Einfrieren
O B) durch Lagern
O C) durch Kochen
O D) durch Wässern

Frage 83

Wo wird der Intrinsic-Faktor gebildet:

O A) in der Gallenblase
O B) im Mund
O C) in der Leber
O D) im Magen

Frage 84

Welche Nahrungsmittel enthalten Vitamin B 12:

O A) Kartoffeln
O B) Eidotter
O C) Paprika
O D) Leber
O E) Hagebutten

Frage 85

Eine Vitamin-Überdosierung ist zu befürchten bei hochdosierter Behandlung mit:

O A) Vitamin C
O B) Vitamin D
O C) Vitamin B 1
O D) Vitamin A

---

82 = C; 83 = D; 84 = B,D; 85 = B,D

Frage 86

Ordnen Sie den Vitaminen ihre Mangelerscheinungen zu:

1) Perniziöse Anämie, Leukopenie, Megaloblastose des Knochenmarks, Thrombozytopenie
2) Verlängerung der Blutgerinnungszeit, Blutungsneigung
3) mangelhafte Kalkablagerung im Knochen; Rachitis, Osteomalazie
4) Nachtblindheit, Austrocknung und Verhornung der Schleimhaut
5) Skorbut, Blutungen in Haut und Schleimhaut

A) Vitamin A
B) Vitamin D
C) Vitamin K
D) Vitamin B 12
E) Vitamin C

A.......B.......C.......D.......E.......

Frage 87

Nennen Sie die verschiedenen Ursachen für einen Vitaminmangel:

<u>mangelnde Zufuhr</u>

* das betreffende Vitamin fehlt gänzlich oder ist nur in ungenügender Menge in der Nahrung enthalten

<u>Resorptionsstörungen</u>

* bei chronischen Magen-Darm-Erkrankungen kommt es zu einer ungenügenden Aufnahme von Vitaminen

<u>Veränderung der Darmflora</u>

* eine Veränderung der Darmflora kann die Zerstörung von Nahrungsvitaminen und die Verminderung der Vitaminsynthese aus Darmbakterien zur Folge haben

<u>Organerkrankungen</u>

* Erkrankungen des Magen-Darmtraktes können die Vitaminwirkung beeinträchtigen (z.B. Vitamin B12)

<u>Eiweißmangel</u>

* ein Eiweißmangel kann zu Vitaminmangel führen, weil die Bindung von Vitamin Coenzymen an Eiweißstoffe gestört ist

---

86 = A=4; B=3; C=2; D=1; E=5

Frage 88

Geben Sie eine Übersicht über die Aroma- und Geschmackstoffe:

Würz- und Küchenkräuter

* Basilikum, Beifuß, Bohnenkraut, Dill, Estragon, Gurkenkraut, Kerbel, Knoblauch, Kümmel, Liebstöckel, Lorbeer, Majoran, Meerrettich, Oregano, Petersilie, Pfeffer, Rosmarin, Salbei, Schnittlauch, Sellerie, Thymian, Wacholder, Zwiebeln

Organische Säuren

* Zitronensäure, Weinsäure, Apfelsäure, Milchsäure, Essigsäure

Bitterstoffe

* sind in fast allen pflanzlichen Nahrungsmitteln enthalten (Chicorée, Endiviensalat, Pampelmuse)

Gerbstoffe

* sind in Obst, Kakao und Tee enthalten und wirken stopfend

ätherische Öle

* sind hauptsächlich in Kräutern und Gewürzen enthalten

Röststoffe

* entstehen durch Braten und Grillen

Frage 89

Nennen Sie die häufigsten Küchenkräuter und Gewürze, und geben Sie jeweils einige gesundheitliche Aspekte an:

Anis, Koriander, Fenchel, Kümmel

* wirken Blähungen entgegen

Majoran, Rosmarin, Oregano, Beifuß, Kümmel

* machen fettes Fleisch verdaulicher

Knoblauch, Schnittlauch, Zwiebeln

* senken den Blutdruck
* regen die Verdauung an

Nelken, Ingwer, Muskat, Paprika

* beschleunigen die Verdauung
* stärken den Magen

Petersilie

* wirkt harntreibend

Frage 90

Geben Sie eine Übersicht über die Wirkung der einzelnen Genußmittel:

Coffein

- Wirkung des Coffeins
  * erhöht die Reizbarkeit des Nervensystems
  * Tachykardie
  * verbesserte Nierendurchblutung (beschleunigte Diurese)
  * Anregung der Darmperistaltik
  * vermehrte Magensekretion (Magensäurelocker)
  * Gefäßerweiterung (besonders in der Peripherie)
- Wirkung bei Überdosierung
  * Herzklopfen
  * Angstgefühl
  * Muskelzittern
  * Schlaflosigkeit
  * allgemeine Unruhe

Alkohol

- Wirkung des Alkohols
  * anregend
  * appetitanregend
  * Selbstkritik und Reaktionsfähigkeit nehmen ab
  * Erregung des Atemzentrums
  * mäßige Blutdrucksteigerung
  * Erweiterung der Hirngefäße
  * Erweiterung der peripheren Blutgefäße
- Wirkung bei Überdosierung
  * Lähmung der Zellen des Zentralnervensystems
  * Erregungszustände
  * Bewußtlosigkeit
  * Tod
- Gefahren bei chronischem Genuß
  * Sucht
  * Nervenlähmung
  * Persönlichkeitszerfall
  * Leberzirrhose

Nikotin

- Wirkung des Nikotins
  * anregende Wirkung auf
    - das Nervensystem
    - den Herzschlag
    - den Kreislauf
    - die Atmung
    - die Verdauung
  * Gefäßverengung
  * Blutdrucksteigerung
- Wirkung bei größeren Mengen
  * toxische Wirkung
  * RR - Steigerung
  * Übelkeit
  * Erbrechen
  * Durchfälle
  * Extrasystolen
- Wirkung bei chronischem Nikotinmißbrauch
  * Gewöhnung an die toxische Wirkung
  * Begünstigung von Gefäßschädigungen
    - Angina pectoris
    - Herzinfarkt
    - Raucherbein
  * Reizung der Magenschleimhaut (chronische Gastritis)
  * Teerablagerungen in der Lunge bei Zigarettenrauchern
  * canzerogene Wirkung
    - Lungenkrebs
    - Bronchialkrebs
    - Kehlkopfkrebs

Theobromin (Kakao)

- Wirkung
  * leicht anregende Wirkung auf Herz und Nervensystem
  * harntreibend
  * die Gerbstoffe des Kakao vermindern die Absonderungen von Darmsekreten und verlangsamen die Darmperistaltik (Stopfmittel)

Frage 91

Eine purinarme Kost wird angeordnet bei:

O A) chronischen Nierenerkrankungen
O B) Sprue
O C) Diabetes mellitus
O D) Gicht
O E) perniziöser Anämie

Frage 92

Einer Broteinheit entsprechen:

O A) 20 g Weißbrot
O B) 40 g Weißbrot
O C) 12 g Kohlenhydrate
O D) 20 g Kohlenhydrate
O E) 50 g Äpfel
O F) 18 g Haferflocken

Frage 93

Diät beim Nephrotischen Syndrom:

O A) eiweißreich
O B) eiweißarm
O C) kohlenhydratreich
O D) fettarm
O E) kohlenhydratarm

Frage 94

Allgemeine diätetische Richtlinien bei Magen-Darmerkrankungen sind:

O A) langsam essen, gut kauen
O B) mehrere kleine Mahlzeiten täglich
O C) Genuß sehr kalter und sehr heißer Speisen
O D) Verbot von fetten, gebratenen und geräucherten Speisen
O E) Verbot von leicht verdaulichen Kohlenhydraten

---

91 = D; 92 = A,C,F; 93 = A,D,E; 94 = A,B,D

Frage 95

Herzkranke mit Ödemen erhalten:

O A) jodarme Kost
O B) natriumarme Kost
O C) kaliumarme Kost
O D) eisenarme Kost

Frage 96

Welche Nahrungsmittel sollten bei chronischem Meteorismus gemieden werden:

O A) Kohl und Gurken
O B) Rhabarber und Pflaumen
O C) Bananen
O D) Hülsenfrüchte
O E) altbackenes Weißbrot
O F) Karotten

Frage 97

Wie sollte die Diät für einen Patienten mit einer fortgeschrittenen Leberzirrhose und Aszites sein:

O A) natriumarm und eiweißreich
O B) natriumarm und eiweißarm
O C) natriumarm und flüssigkeitsreich
O D) kohlenhydratreich

Frage 98

Welche Kost sollten Heimbewohner mit einer Rechtsherzinsuffizienz bekommen:

O A) flüssigkeitsarme Kost
O B) flüssigkeitsreiche Kost
O C) eiweißarme Kost
O D) kohlenhydratreiche Kost
O E) leicht verdauliche Kost

---

95 = B; 96 = A,B,D; 97 = B,D; 98 = A,E

Frage 99

Welche Diätfehler können bei einem Heimbewohner mit Gallensteinen eine Gallenkolik auslösen:

O A) eiskalte Getränke
O B) gekochtes Hühnerfleisch
O C) fettes Schweinefleisch
O D) frisches Gebäck mit Sahne
O E) mageres Rindfleisch

Frage 100

Welche Kost empfehlen Sie einem Heimbewohner, der unter chronischer Stuhlverstopfung leidet:

O A) schlackenarme Kost
O B) zellulosereiche Kost
O C) eiweißreiche Kost
O D) fettreiche Kost

Frage 101

Welches Nahrungsmittel sollte ein Heimbewohner mit Gicht meiden:

O A) Obst
O B) Beeren
O C) Salate
O D) Quark
O E) Leber
O F) Brot

Frage 102

Reduktionsdiät wird verordnet:

O A) bei allen Diabetikern
O B) bei Übergewicht
O C) als Aufbaunahrung
O D) bei Unterernährung

---

99 = A,C,D; 100 = B; 101 = E; 102 = B

Frage 103

Bei der enteralen Ernährung durch eine Magensonde muß die Nahrung:

O A) ausreichend Vitamine und Nährstoffe enthalten
O B) immer natriumfrei sein
O C) in bezug auf die Nährstoffe vollwertig sein
O D) sehr kalt verabreicht werden
O E) ausreichend Flüssigkeit enthalten
O F) proteinfrei sein (Fäulnisprozeß)
O G) sehr reich an Ballaststoffen sein

Frage 104

Diätregeln für Heimbewohner mit Diabetes mellitus Typ I:

O A) die Diät muß den individuellen Bedürfnissen angepaßt sein
O B) häufige Mahlzeiten sind wichtig
O C) es müssen konstante Essenszeiten eingehalten werden
O D) eine Kalorienreduzierung ist immer angezeigt
O E) die Nahrungsmenge sollte auf 3-4 Mahlzeiten pro Tag verteilt werden
O F) es sollten rasch resorbierbare Kohlenhydrate bevorzugt angeboten werden
O G) die Nahrungsmenge der Einzelmahlzeiten soll dem Bedarf der körperlichen Aktivität des alten Menschen und der Medikamenteneinwirkung angepaßt werden

---

Frage 105

Bei der Ernährung älterer Menschen ist zu beachten, daß:

O A) täglich mehrere kleine Mahlzeiten eingenommen werden
O B) die Nahrung vitaminreich ist
O C) Eiweiß vermehrt zugeführt wird
O D) leicht verdauliche Kohlenhydrate vermehrt zugeführt werden
O E) die Nahrung viel verstecktes Fett enthält

---

103 = A,C,E; 104 = A,B,C,G; 105 = A,B,C

Frage 106

Nennen Sie Grundregeln der Ernährung des älteren Menschen:

Kalorienbedarf

* der Kalorienbedarf liegt unter dem Bedarf gleich großer Erwachsener (etwa 1800 - 2200 kcal)
* der Grundumsatz nimmt mit steigendem Alter ab
* körperliche Bewegung und körperliche Arbeit werden in der Regel weniger

Fettzufuhr

* damit das Kalorien-Soll nicht überschritten wird, ist darauf zu achten, daß nur die erlaubte Fettmenge (25-30% des Energiebedarfs) gegessen wird; z.B.
  - magere Fleischsorten
  - magerer Fisch
  - magere Wurst
  - magerer Käse
  - wenig Aufstrich- und Kochfett

Eiweißzuhr

* wegen des erhöhten Eiweißbedarfs (1,2 Gramm pro kg Körpergewicht) sollte der Tageskostplan mindestens 80-100 g Eiweiß enthalten
* zu bevorzugen sind fettarme Eiweißträger

Kohlenhydratzufuhr

* Kohlenhydrate sollten entsprechend dem individuellen Energiebedarf angeboten werden (50-60% des Energiebedarfs)
* stärkehaltige Nahrungsmittel sind zu bevorzugen
* Süßigkeiten sind zu meiden

Vitamin- und Mineralstoffzufuhr

* zur Deckung des Vitamin- und Mineralstoffbedarfs sollte(n) genügend Obst, Obstsäfte, Gemüse und Gemüsesäfte angeboten werden

Mahlzeiten

* da bei älteren Menschen die Leistungsfähigkeit des gesamten Magen-Darm-Traktes vermindert ist, sollte die Tageskost auf mindestens 5-6 Mahlzeiten verteilt und schwer verdauliche Nahrungsmittel gemieden werden
* um den Flüssigkeitsbedarf zu decken, sollten mehrmals täglich zwischen den Mahlzeiten Getränke (1500 ml täglich) angeboten werden

II. Anatomie - Physiologie

Frage 107
Definieren Sie die Begriffe Anatomie, Physiologie, Topographie, Morphologie, Histologie, Zytologie:

Anatomie
* Lehre vom Bau des menschlichen Körpers

Physiologie
* Lehre von den Lebensvorgängen im Körper
* Lehre von den gesunden Funktionen des menschlichen Körpers

Topographie
* Beschreibung der Körpergegenden
* Lagebeschreibung eines Organs

Morphologie
* Lehre von den äußeren Formen der Organe

Histologie
* Lehre vom Gewebe

Zytologie
* Lehre von den Zellen

Frage 108
Welche Definition für den Begriff Pathophysiologie ist zutreffend:

O A) Lehre von den Krankheiten
O B) Lehre von der Krankheitsentstehung
O C) Lehre von den krankhaften Lebensvorgängen

---

108 = A

Frage 109

Ordnen Sie die nachfolgenden Erläuterungen den entsprechenden Begriffen zu:

1) Lehre von den Krankheiten
2) Lehre von der Funktion des Körpers
3) Lehre vom Bau des Körpers
4) Lehre von den Zellen
5) Lehre von der Lage eines Organs
6) Lehre vom Gewebe
7) Lehre von der äußeren Organform

A) Morphologie
B) Histologie
C) Topographie
D) Zytologie
E) Anatomie
F) Physiologie
G) Pathologie

A.....B.....C.....D.....E.....F.....G.......

Frage 110

Ordnen Sie die nachfolgenden Begriffe den richtigen Definitionen zu:

1) Genese
2) Biologie
3) makroskopisch
4) mikroskopisch

A) Entstehung, Erzeugung
B) Lehre von den Lebensvorgängen
C) mit bloßem Auge sichtbar
D) nur mit dem Mikroskop sichtbar

---

109 = A=7; B=6; C=5; D=4; E=3; F=2; G=1;
110 = A=1; B=2; C=3; D=4

Frage 111

Nennen Sie häufig vorkommende Richtungs- und Orientierungsbegriffe in der Anatomie:

kranial	=	oben, kopfwärts
kaudal	=	unten, steißwärts
ventral	=	vorn, bauchwärts
dorsal	=	hinten, rückenwärts
dexter	=	rechts
sinister	=	links
lateral	=	seitlich, außen
medial	=	zur Mitte
anterior	=	der Vordere
posterior	=	der Hintere
superior	=	der Obere
inferior	=	der Untere
internus	=	der Innere
externus	=	der Äußere
Medianebene	=	Linie, die den Körper in eine rechte und linke Hälfte teilt
Sagittalebene	=	Linie parallel zur Medianebene
Frontalebene	=	Ebene, die parallel zur Stirn verläuft

Frage 112

Ordnen Sie den lateinischen Ortsbezeichnungen den entsprechenden deutschen Begriff zu:

1) innen (zur Mitte)	A) dorsal
2) steißwärts	B) ventral
3) bauchwärts	C) cranial
4) kopfwärts	D) caudal
5) rückenwärts	E) medial
6) außen (zur Seite)	F) lateral

A......B......C......D......E......F........

---

112 = A=5; B=3; C=4; D=2; E=1; F=6

Frage 113

Nennen Sie die Lebenseigenschaften der Körperzellen:

Stoffwechsel / Wachstum

* Aufbau
* Umbau
* Energiegewinnung

Zellteilung / Zellvermehrung

- Mitose (indirekte Zellteilung)
  * Prophase (Knäuel)
  * Metaphase (Mutterstern)
  * Anaphase (Tochterstern)
  * Telophase (Abschluß)
  * Rekonstruktionsphase (Wiederaufbau)
- Amitose (direkte Zellteilung)
  * beim Menschen nur als pathologischer Vorgang

Beweglichkeit

* amöboide Beweglichkeit (Granulozyten)
* Fortbewegung durch Geißeln (Samenzellen)
* Flimmerbewegung (Flimmerepithelien)

Reizbarkeit

* Aufnahme von Reizen
* Reaktion auf Reize

Frage 114

Erklären Sie die Begriffe Zelle, Gewebe, Organ und Organsystem:

Zelle

* kleinste, alle Erscheinungen des Lebens zeigende Einheit des menschlichen, tierischen und pflanzlichen Organismus
- Zellbestandteile
  * Zelleib (Zytoplasma) mit Zellorganellen (endoplastisches Reticulum, Golgi-Apparat, Zentrosomen, Mitochondrien, Lysosomen)
  * Zellkern (Nucleus) mit Kernsäuren (Ribonukleinsäuren, Desoxyribonukleinsäuren) und Chromatinsubstanz (Chromosomen)

Gewebe

* Zellverbände gleichartiger Bauart und Funktion
* Epithelgewebe
* Binde- und Stützgewebe

* Muskelgewebe
* Nervengewebe

Organ
* Zusammenschluß mehrerer Gewebearten zu einer Funktionsgemeinschaft
* Muskel, Herz, Lunge, Niere, Leber

Organsystem
* Funktionsgemeinschaft mehrerer Organe zur Erfüllung einer gemeinsamen Aufgabe
* Knochensystem
* Muskelsystem
* Herz- Kreislaufsystem
* Verdauungsapparat
* Harnapparat
* Fortpflanzungsorgane
* Nervensystem
* innersekretorisches System
* Sinnessystem

Frage 115
Nennen Sie Bauarten und Vorkommen des Epithelgewebes:

einschichtiges Plattenepithel
* innere Auskleidung des Körpers (Bauchhöhle, Brusthöhle)
* Auskleidung der Blutgefäße, Herzinnenräume, Lymphgefäße, Alveolen

mehrschichtig unverhorntes Plattenepithel
* Lippen
* Mund
* Rachen
* Speiseröhre
* Anus
* Vagina

mehrschichtig verhorntes Plattenepithel
* Oberhaut

einschichtig kubisches Epithel
* Gallengänge
* Eierstöcke

einschichtiges Zylinderepithel
* Auskleidung des Magen- Darmtraktes

einschichtiges Flimmerepithel

* Eileiter
* Bronchien

Übergangsepithel

* Blase
* Harnleiter

Drüsen - Epithelzellen

* exokrine Drüsen (Sekretdrüsen)
* endokrine Drüsen (Hormondrüsen)

Frage 116

Nennen Sie Bauarten und Vorkommen des Binde- und Stützgewebes:

Bindegewebe

- embryonales Bindegewebe (Mesenchym)
  * Stammgewebe des Binde-, Fett- und Stützgewebes und der Blutzellen beim Embryo
- retikuläres Bindegewebe
  * räumliches Fasergitter im Knochenmark, in der Milz und im Lymphgewebe
  * durch Umwandlung von Retikulumzellen entstehen Blutzellen
- lockeres Bindegewebe
  * Füllstoff zwischen den organspezifischen Zellen
- faseriges Bindegewebe
  * leimgebende Fasern (Zugfestigkeit) in Muskeln, Sehnen und Bändern

Fettgewebe

- Speicherfett
  * fetthaltige Zellen als Unterhautfettgewebe und Gekrösefett des Darmes
- Baufett
  * fetthaltige Zellen im Bereich Nierenlager, Augen, Gesäß, Handteller, Fußsohlen

Knorpelgewebe

- hyaliner Knorpel
  * Rippenknorpel
  * Gelenkflächenüberzug

  * Trachealringe
  * Bronchien
  * embryonale Skelettanlage
- elastischer Knorpel
  * Kehldeckel
  * Ohrmuschel
- faseriger Knorpel
  * Zwischenwirbelscheiben
  * Menisken der Kniegelenke
  * Symphyse

Knochengewebe
* in allen Knochen

Frage 117
Nennen Sie Bauarten und Vorkommen des Muskelgewebes:

glatte (unwillkürliche) Muskulatur
* Muskelschicht der Hohlorgane (Speiseröhre, Magen, Dünndarm, Dickdarm, Nierenbecken, Harnleiter, Harnblase, Gallenblase, Gallengänge)
* Muskelschicht der Blutgefäße

quergestreifte (willkürliche) Muskulatur
* Skelettmuskulatur
* äußerer Schließmuskel der Blase und des Anus
* Zunge

quergestreifte (unwillkürliche) Herzmuskulatur
* Myokard

Frage 118
Beschreiben Sie den Aufbau des Nervengewebes:

Neuron (Ganglienzelle)
* Struktur- und Funktionselement des Nervensystems
* kurze Fortsätze (Dendriten)
* lange Fortsätze (Neuriten)
* Verbindungsstelle zwischen 2 Neuronen (Synapse)

Neuroglia (Stützzellen)
* bindegewebige Stützsubstanz, in der Ganglienzellen und Nervenfasern eingebettet sind

Frage 119

Ordnen Sie den Phasen der Zellteilung die entsprechende Erläuterung zu:

1) Entstehung des Spindelapparates	A) Anaphase
2) Einschnürung des Zelleibes	B) Telophase
3) halbierte Chromosomen wandern gegen die Pole	C) Metaphase

A.............B.............C...............

Frage 120

Ordnen Sie die aufgeführten Grundstrukturen dem Zellkern und dem Zelleib zu:

1) Chromatin	A) Zellkern
2) Zellmembran	B) Zelleib
3) Kernkörperchen	
4) Golgi-Apparat	
5) Mitochondrien	
6) Kernsaft	
7) Ribosomen	

A....................B....................

Frage 121

Ordnen Sie den Kernbesonderheiten die charakteristische Zellart zu:

1) Erythrozyten	A) Segmentkern
2) quergestreifte Muskulatur	B) randständiger Kern
3) Granulozyten	C) Kernlosigkeit

A............B............C...............

---

119 = A=3; B=2; C=1; 120 = A=1,3,6; B=2,4,5,7; 121 = A=3; B=2; C=1

Frage 122

Ordnen Sie die Aussagen zur Muskulatur der entsprechenden Muskelart zu:

1) quergestreiftes, willkürliches Muskelgewebe
2) quergestreiftes, unwillkürliches Muskelgewebe
3) glattes, unwillkürliches Muskelgewebe

A) Eingeweidemuskulatur
B) Herzmuskulatur
C) Skelettmuskulatur

A.............B.............C...............

Frage 123

Ordnen Sie den Drüsen das entsprechende Sekret zu:

1) Exkrete
2) Hormone

A) Endokrine Drüsen
B) Exokrine Drüsen

A....................B.....................

Frage 124

Ordnen Sie die aufgeführten Beschreibungen dem entsprechenden Begriff zu:

1) Vergrößerung einzelner Zellen eines Organs
2) Erweiterung eines Hohlorgans
3) Vergrößerung eines Organs durch Vermehrung der Gewebsbestandteile

A) Hyperplasie
B) Hypertrophie
C) Dilatation

A.............B.............C...............

---

122 = A=3; B=2; C=1; 123 = A=2; B=1; 124 = A=3; B=1; C=2

Frage 125

Das Zentriol oder Zentralkörperchen:

O A) bildet das Mikrozentrum bei der Zellteilung
O B) besteht aus fadenförmigen Strukturen
O C) beherbergt Enzyme des Fettsäureabbaus und der Proteinsynthese
O D) gehört zum Golgi-Apparat

Frage 126

Einschichtiges Flimmerepithel findet man:

1) in den kleinen Gallengängen
2) in den Ausführungsgängen von Drüsen
3) in den Eileitern
4) in der Mundhöhle
5) in den kleinen Bronchien

O A) 3+5 O B) 1+4 O C) 2+4 O D) alle

Frage 127

Ordnen Sie die in Liste 1 genannten Knorpelarten den Orten ihres Vorkommens (Liste 2) zu:

Liste 1

a) hyaliner Knorpel
b) elastischer Knorpel
c) Faserknorpel

Liste 2

1) Gelenkknorpel 2) Ohrmuschel 3) Zwischenwirbelscheiben

O A) 1a,2b,3c O B) 1c,2b,3a O C) 1b,2c,3a O D) 1c,2a,3b

Frage 128

Als das "Kraftwerk" der Zelle bezeichnet man:

O A) den Golgi-Apparat
O B) die Mitochondrien
O C) die Lysosomen
O D) das endoplasmatische Retikulum

---

125 = A; 126 = A; 127 = A; 128 = B

Frage 129
Welche Aussagen sind richtig:

1) Übergangsepithel zeigt eine wechselnde funktionelle Dehnung
2) an der äußeren Körperhaut findet man vorwiegend Flimmerepithel
3) Flimmerhaare an der Oberfläche des Flimmerepithels dienen der Oberflächenreinigung
4) Zylinderepithel dient vorwiegend dem mechanischen Schutz
5) in der Speiseröhre ist hauptsächlich einschichtiges Plattenepithel zu finden

0 A) 1+3 0 B) 1+2 0 C) 1+2+4 0 D) 3+4+5 0 E) 4+5

Frage 130
Welche Aussagen sind richtig:

1) die glatte Muskulatur wird auch als "willkürliche" Muskulatur bezeichnet
2) die Skelettmuskulatur wird auch als "willkürliche" Muskulatur bezeichnet
3) die Zellkerne der Herzmuskulatur liegen überwiegend randständig
4) ein Sarkomer ist die Struktureinheit der Muskelfibrille
5) Kreatinphosphat dient zur Bildung von ATP aus ADP im Muskel

0 A) 1+2 0 B) 2+4+5 0 C) 1+3+5 0 D) 3+4 0 E) 2+5

Frage 131
Hauptbestandteile der Zelle ist/sind:

0 A) Proteine
0 B) Mineralsalze
0 C) Wasser
0 D) Nucleinsäuren

Frage 132
Wieviel Chromosomen besitzt eine menschliche Körperzelle mit diploidem Chromosomensatz:

0 A) 22
0 B) 44
0 C) 46
0 D) 48

---

129 = A; 130 = B; 131 = C; 132 = C

Frage 133

Nennen Sie Knochenformen und deren Vorkommen:

röhrenförmige Knochen

(bestehend aus Diaphyse, proximaler und distaler Epiphyse)

* Extremitäten (Oberarm, Elle, Speiche, Oberschenkel, Schienbein, Wadenbein)

platte Knochen

* Schädelkapsel
* Beckenknochen
* Schulterblätter
* Brustbein

unregelmäßig geformte, kurze Knochen

* Handwurzelknochen
* Fußwurzelknochen
* Wirbel
* Gesichtsknochen

Frage 134

Nennen Sie Knochenverbindungen und deren Vorkommen:

Haften (Synarthrosen)

(feststehende Knochenverbindungen, falsche Gelenke)

- bandhafte Knochenverbindungen (Syndesmosen)
  * Zwischenknochengewebe (Membrana interossea) zwischen Elle und Speiche, bzw. Schienbein und Wadenbein

- knorpelhafte Knochenverbindungen (Synchondrosen)
  * Epiphysenfugen der jugendlichen Röhrenknochen
  * Symphyse der beiden Schambeine
  * Zwischenwirbelscheiben
  * zwischen 1. Rippe und Brustbein

- knochenhafte Knochenverbindungen (Synostosen)
  * Kreuzbein
  * Steißbein
  * Hüftbein (Darm-, Scham- und Sitzbein)
  * Schädelknochen
  * Verbindung von Epiphyse und Diaphyse an den Röhrenknochen des Erwachsenen

Gelenke (Diarthrosen)
(richtige Gelenke bestehend aus Gelenkflächen, Gelenkspalt, Gelenkkapsel und Gelenkbändern)

- einachsige Gelenke (Scharniergelenke)
  * Fingergelenk
  * Zehengelenk
  * Kniegelenk
  * Elle-Oberarmgelenk
  * oberes Sprunggelenk
- zweiachsige Gelenke (Sattelgelenke/Eigelenke)
  * Daumengrundgelenk
  * Handgelenk
  * Hinterhauptsbein-Atlasgelenk
- vielachsige Gelenke (Kugelgelenke)
  * Schultergelenk
  * Hüftgelenk
- Drehgelenke (Zapfengelenke)
  * Atlas-Axisgelenk (zwischen dem 1. und 2. Halswirbel)
  * Ellen-Speichen-Gelenk (Supination, Pronation)

Frage 135
Zählen Sie die Knochen des Hirn- und Gesichtsschädels auf:

Hirnschädel
* ein Stirnbein (Os frontale)
* zwei Scheitelbeine (Os parietale)
* zwei Schläfenbeine (Os temporale)
* ein Hinterhauptsbein (Os occipitale)
* ein Keilbein (Os sphenoidale)

Gesichtsschädel

- Nase
  * ein Siebbein (Os ethmoidale)
  * zwei Nasenbeine (Os nasale)
  * zwei Tränenbeine (Os lacrimale)
  * ein Pflugscharbein (Vomer)
- Kiefer
  * zwei Oberkiefer (Maxilla)
  * zwei Jochbeine (Os zygomaticum)

  * ein Gaumenbein (Os palatinum)
  * ein Unterkiefer (Mandibula)
  * ein Zungenbein (Os hyoideum)

- Gehörknöchel
  * ein Hammer (Malleus)
  * ein Amboß (Incus)
  * ein Steigbügel (Stapes)

Frage 136
Beschreiben Sie Aufbau und Gliederung der Wirbelsäule:

<u>Aufbau eines Wirbels</u>
* Wirbelkörper
* Wirbelbögen
* Wirbelloch
* Querfortsätze
* Dornfortsatz
* Gelenkfortsätze

<u>Bandscheiben</u> (Disken)
* Faserknorpelringe mit gallertartigem Kern (Nucleus pulposus)
* dienen der Federung und dem Druckausgleich
* frühzeitiges Altern, da keine eigene Blutversorgung
* zwischen 1. und 2. Halswirbel, im Kreuzbein und im Steißbein befinden sich keine Bandscheiben

<u>Abschnitte der Wirbelsäule</u>

- HWS = Halswirbelsäule
  * 7 Halswirbel
  * 1. Halswirbel (Atlas/Träger) besitzt keinen Wirbelkörper, sondern nur einen vorderen und hinteren Wirbelbogen mit Gelenkflächen für das Hinterhauptsbein (Nickbewegungen des Kopfes)
  * 2. Halswirbel (Axis/Dreher) besitzt einen Zahn (Dens), der in den Ring des 1. Halswirbels ragt (Drehbewegungen des Kopfes)

- BWS = Brustwirbelsäule
  * 12 Wirbel
  * besitzen Gelenkflächen für die Rippen

- LWS = Lendenwirbelsäule
  * 5 Wirbel

* Ende des Rückenmarks in Höhe des 1. bis 2. Lendenwirbels
* Promotorium (winkliger Übergang der Lendenwirbelsäule zum Kreuzbein)

- Kreuzbein
  * 5 knöchern verschmolzene Wirbel
  * straffe, gelenkige Verbindung zum Darmbein (Darmbein-Kreuzbeingelenk)

- Steißbein
  * 3-5 knöchern verwachsene und verkümmerte Wirbel

Krümmungen der Wirbelsäule

- Lordose (Vorwärtskrümmung)
  * Halswirbelsäule
  * Lendenwirbelsäule

- Kyphose (Rückwärtskrümmung)
  * Brustwirbelsäule
  * Kreuzbein

Frage 137
Beschreiben Sie den Aufbau des Brustkorbs:

Brustwirbelsäule
* 12 Brustwirbel mit Gelenkflächen für die Rippen

Rippen (Costae)
(bestehend aus Köpfchen, Hals, Höckerchen, Körper und Rippenknorpel)
* 7 direkte Rippenpaare (direkt gelenkig mit dem Brustbein verbunden - mit Ausnahme des 1. Rippenpaares, welches durch Knorpelhaften mit dem Brustbein verbunden ist)
* 3 indirekte Rippenpaare (sind gemeinsam durch Rippenknorpel mit dem Brustbein verbunden und bilden den Rippenbogen)
* 2 freie Rippenpaare (enden frei in der Bauchmuskulatur)

Brustbein (Sternum)
(platter spongiosareicher Knochen)
* Handgriff mit Gelenkflächen für das Schlüsselbein
* Körper mit Gelenkflächen für die Rippen
* Schwertfortsatz

Frage 138

Beschreiben Sie die Knochen des Schultergürtels:

Schulterblatt (Scapula)
* dreieckiger, platter Knochen
* liegt dem Brustkorb auf
* bildet die Gelenkpfanne für das Oberarmgelenk
* das Acromion des Schulterblattes ist gelenkig mit dem Schlüsselbein verbunden

Schlüsselbein (Clavicula)
* S-förmig gebogener Knochen
* stellt eine Verbindung zwischen dem Schulterblatt und dem Brustbein her
* bildet die Grenze zwischen Brust und Hals

Frage 139

Zählen Sie die Knochen der oberen Extremitäten auf:

* Oberarmknochen (Humerus)
* Elle (Ulna)
* Speiche (Radius)
* 8 Handwurzelknochen
  proximal = Kahnbein, Mondbein, Dreieckbein, Erbsenbein
  distal = großes Vieleckbein, kleines Vieleckbein, Kopfbein, Hakenbein
* 5 Mittelhandknochen
* Fingerknochen
  Finger (Grundglied, Mittelglied, Endglied)
  Daumen (Grundglied, Endglied)

Frage 140

Nennen Sie die gelenkigen Verbindungen und die wichtigsten Gelenkbewegungen der oberen Extremitäten :

Schultergelenk
* Oberarm-Schulter-Gelenk
* Schulterblatt-Schlüsselbein-Gelenk

- Gelenkbewegungen
  * Vorwärtsheben des Armes
  * Rückwärtsheben des Armes

  * Adduktion des Armes
  * Abduktion des Armes
  * Innenrotation
  * Außenrotation

Ellenbogengelenk
* Oberarm-Ellen-Gelenk
* Oberarm-Speichen-Gelenk
* Ellen-Speichen-Gelenk

- Gelenkbewegungen
  * Beugung
  * Streckung
  * Pronation
  * Supination

Handgelenk
* Ellen-Handwurzel-Gelenk
* Speichen-Handwurzel-Gelenk
* Handwurzel-Mittelhandkochen-Gelenk

- Gelenkbewegungen
  * Palmarflexion
  * Dorsalextension
  * Radialabduktion
  * Ulnarabduktion

Fingergelenke

- Gelenkbewegungen
  * Beugung
  * Streckung
  * Spreizung

Frage 141
Nennen Sie die Knochen der unteren Gliedmaßen:

Beckengürtel
* Kreuzbein (Os sacrum)
* Darmbein (Os ilium)
* Schambein (Os pubis)
* Sitzbein (Os ischii)

Oberschenkel
* Oberschenkelknochen (Femur)
* Kniescheibe (Patella)

Unterschenkel
* Schienbein (Tibia)
* Wadenbein (Fibula)

Fußknochen

- Fußwurzelknochen
  * Sprungbein (Talus)
  * Fersenbein (Calcaneus)
  * Kahnbein (Os naviculare)
  * Würfelbein (Os cuboideum)
  * 3 Keilbeine (Os cuneiforme I,II,III)

- 5 Mittelfußknochen (Metatarsus)

- 5 Zehen (Digiti)
  * 1. Zehe (2 Glieder)
  * 2.-5. Zehe (je 3 Glieder)

Frage 142
Nennen Sie die gelenkigen Verbindungen und die wichtigsten Gelenkbewegungen der unteren Extremitäten:

Hüftgelenk
* Oberschenkel-Hüftbein-Gelenk
  (Hüftbein = Schambein, Sitzbein und Darmbein)

  Gelenkbewegungen
  * Vorwärtsheben des Beines
  * Rückwärtsheben des Beines
  * seitliche Abduktion des Beines
  * Adduktion des Beines
  * Innenrotation des Beines
  * Außenrotation des Beines

Kniegelenk
* Oberschenkel-Schienbein-Gelenk

- Gelenkbewegungen
  * Beugung
  * Streckung

  * Innenrotation
  * Außenrotation

Fußgelenk

* oberes Sprunggelenk (Scheinbein-Wadenbein-Sprungbeingelenk)
* unteres Sprunggelenk (Sprungbein-Fersenbein-Gelenk und Sprungbein-Fersenbein-Kahnbein-Gelenk)

- Gelenkbewegungen
  * Dorsalextension
  * Plantarflexion
  * Pronation
  * Supination

Zehengelenke

- Gelenkbewegungen
  * Beugung
  * Streckung

Frage 143

Ordnen Sie die Beschreibungen den entsprechenden Begriffen zu:

1) Wachstumsfuge der Röhrenknochen
2) röhrenförmiger Schaft
3) den Knochen ernährende Bindegewebshaut
4) proximales Endstück der Röhrenknochen
5) distales Endstück der Röhrenknochen

A) Epiphyse
B) Diaphyse
C) Epiphysenfuge
D) Periost

A..........B..........C..........D..........

---

143 = A=4,5; B=2; C=1; D=3

Frage 150

Ordnen Sie die aufgeführten Knochen den Fuß- bzw. Handwurzelknochen zu:

1) Sprungbein
2) Kahnbein
3) Fersenbein
4) Mondbein
5) Würfelbein
6) Keilbeine
7) Dreieckbein
8) Erbsenbein
9) Großes Vieleckbein

A) Handwurzelknochen
B) Fußwurzelknochen

A....................B.....................

Frage 151

Welche Aussagen zur Knochenform der langen Knochen treffen zu:

1) der röhrenförmige Mittelteil heißt Metaphyse
2) die Endstücke werden als Epiphysen bezeichnet
3) der röhrenförmige Mittelteil wird als Diaphyse bezeichnet
4) in den Endstücken findet man Compacta
5) der Mittelteil besteht aus Spongiosa und Diploe
6) die Epiphysen bestehen aus Spongiosa
7) Periost findet man nur an der Metaphyse
8) die Endstücke heißen Diaphysen

O A) 2+3+6 O B) 1+4+5 O C) 1+5+8 O D) 4+5

Frage 152

Die Knochenentwicklung, seine Regeneration und der laufende Umbau sind gebunden an:

1) Kupfer´sche Sternzellen
2) Osteoblasten
3) Myeloblasten
4) Chondroblasten
5) Osteoklasten
6) Chondrozyten

O A) 1+6 O B) 2+5 O C) 2+4 O D) 3+4

---

150 = A=2,4,7,8,9; B=1,2,3,5,6 151 = A; 152 = B

Frage 153
Welche Aussagen zu den Zwischenwirbelscheiben treffen zu:

1) man findet sie nur zwischen den Steißbein- und Kreuzbeinwirbeln
2) sie bestimmen die Bewegungsrichtung
3) man findet sie im Bereich der Hals-, Brust- und Lendenwirbel
4) sie beeinflussen den Bewegungsumfang
5) sie sind beim Erwachsenen gefäß- und nervenreich
6) sie sind beim Erwachsenen gefäß- und praktisch nervenlos
7) sie bestehen aus einem Faserring mit einem zentral gelegenen Gallertkern
8) sie bestehen aus dem Gallertring und zentral aufgelagertem Faserkern

O A) 1+2+7 O B) 3+4+6+7 O C) 3+5+8 O D) 1+4+7

Frage 154
Der hyaline Knorpel:

1) ist wenig elastisch
2) besitzt dichte elastische Fasernetze
3) hat eine niedrige Zug- und hohe Druckfestigkeit
4) hat eine hohe Zugfestigkeit
5) kommt vor z.B. im Nasenknorpel, im Kehlkopf, in den Luftwegen
6) kommt vor z.B. in der Ohrmuschel, in den kleinen Bronchien
7) zeigt elastische Eigenschaften

O A) 1+3+5 O B) 2+4+6 O C) 2+4+7 O D) 1+4+6 O E) 2+6+7

Frage 155
Welche Aussagen sind richtig:

1) das Schultergelenk ist ein Kugelgelenk
2) im Schultergelenk sind nur geringgradige Bewegungen möglich
3) bei der Umwendebewegung der Hand dreht sich die Ulna, der Radius steht still
4) die acht Handwurzelknochen sind in zwei Reihen angeordnet
5) die Fingermittelgelenke sind Scharniergelenke (nur Beugung und Streckung)
6) der Daumen besitzt drei Glieder

O A) 1+2+3 O B) 2+3+5 O C) 2+4 O D) 1+4+5 O E) 2+3+4+5

---

153 = B; 154 = A; 155 = D

Frage 156

Die Nickbewegungen des Kopfes finden statt:

O A) nur im gesamten Bereich der Halswirbelsäule
O B) zwischen Schädel und Atlas
O C) zwischen Schädel und Axis
O D) zwischen Schädel, Atlas und Axis
O E) zwischen Schädel, Axis und dem dritten Halswirbel

Frage 157

Welche lufthaltigen Hohlräume des Schädels zählen zu den Nasennebenhöhlen:

O A) Kieferhöhlen
O B) Felsenbeinhöhlen
O C) Siebbeinhöhlen
O D) Stirnbeinhöhlen
O E) Schläfenbeinhöhlen
O F) Jochbeinhöhlen

Frage 158

Welche Knochen sind an der Bildung des knöchernen Thorax beteiligt:

O A) Schulterblatt
O B) Halswirbel
O C) Rippen
O D) Brustwirbel
O E) Sternum
O F) obere Extremität

Frage 159

Die Hüftgelenkpfanne wird von folgenden Knochen gebildet:

O A) Kreuzbein
O B) Darmbein
O C) Schambein
O D) Sitzbein

---

156 = B; 157 = A,C,D; 158 = C,D,E; 159 = B,C,D

Frage 160
Zählen Sie die allgemeinen Aufgaben der Muskulatur auf:

* Bewegung des Skeletts (quergestreifte Muskulatur)
* Peristaltik der Hohlorgane (glatte Muskulatur)
* Aufrechterhaltung der Herz-Kreislauftätigkeit (Herzmuskulatur, glatte Gefäßmuskulatur)
* Muskel-Venen-Pumpe
* Wärmebildner und Wärmespeicher

Frage 161
Definieren Sie die Begriffe: isometrische Kontraktion, isotonische Kontraktion, Peristaltik, Tonus und Tetanus:

isometrische Kontraktion
* Spannungszunahme des Muskels bei gleichbleibender Muskellänge

isotonische Kontraktion
* Spannungszunahme des Muskels durch Muskelverkürzung

Peristaltik
* wellenförmig fortschreitende Bewegung der glatten Muskulatur (Magen, Dünndarm, Dickdarm, Ureter, Gallengänge)

Tonus
* Dauerkontraktion der glatten Muskulatur

Tetanus
* vorübergehender Kontraktionszustand der quergestreiften Muskulatur

---

Frage 162
Übersetzen Sie die Begriffe: Abduktoren, Adduktoren, Flexoren, Extensoren, Pronatoren, Supinatoren, Antagonisten, Synergisten, Sphincter:

* Abduktoren (abspreizende Muskeln)
* Adduktoren (heranziehende Muskeln)
* Flexoren (Beuger)
* Extensoren (Strecker)
* Pronatoren (Einwärtsdreher)
* Supinatoren (Auswärtsdreher)
* Antagonisten (Gegenspieler)
* Sphincter (Schließmuskel)

Frage 163
Beschreiben Sie Bau und Funktion der Sehnen, Faszien, Schleimbeutel und Sehnenscheiden:

Sehnen

* bindegewebige Endstücke der Muskeln
* setzen am Periost des Knochens an oder sind direkt in den Knochen eingepflanzt (Sharpeysche-Fasern)
* übertragen die Zugwirkung des Muskels auf die Knochen

Faszien

* sehnenartige Hülle der Muskeln (Muskelhaut, Muskelbinde)
* bildet eine Führungsröhre für den Muskel und hält den erschlafften Muskel in der richtigen Lage
* zerstörte Faszie führt zum Muskelbruch (Muskelhernie)

Schleimbeutel

* mit schleimiger Flüssigkeit gefüllte Säckchen (Taschen) zwischen Sehnen, Muskeln und Knochen
* halten den andauernden Druck der Sehnen vom Knochen fern und erleichtern das Gleiten der Sehnen und Muskeln

Sehnenscheiden

* röhrenförmige, durch schleimige Flüssigkeit innen glatt gehaltene Bindegewebshülle der langen Sehnen der Finger- und Zehenmuskeln
* haben die Aufgabe, Sehnen aus funktionellen Gründen bzw. in der Nähe von Gelenken zu fixieren

---

Frage 164
Nennen Sie die wichtigsten Rumpfmuskeln und ihre Aufgaben:

Brustmuskeln

- großer Brustmuskel (M.pectoralis major)
  * zieht die Schultern nach vorn
  * Arminnenrotation
  * Atmemhilfe

- kleiner Brustmuskel (M.pectoralis minor)
  * zieht das Schulterblatt nach vorn

- vorderer Sägemuskel (M.serratus anterior)
  * drückt das Schulterblatt gegen die Rippen

- äußere Zwischenrippenmuskulatur
  * hebt den Brustkorb (Einatmung)

- innere Zwischenrippenmuskulatur
  * senkt den Brustkorb (Ausatmung)

- Zwerchfell (Diaphragma)
  * vergrößert den Brustkorb durch Anspannung (Einatmung)

Bauchmuskulatur

- gerader Bauchmuskel (M.rectus abdominis)
  * neigt den Rumpf nach vorn
  * hilft mit bei der Ausatmung (Bauchpresse)

- äußerer schräger Bauchmuskel
  * Bauchpresse
  * Drehbewegung des Rumpfes

- innerer schräger Bauchmuskel
  * Bauchpresse
  * Drehbewegung des Rumpfes

Rückenmuskulatur

- Kappenmuskel (M.trapezius)
  * zieht das Schultergelenk nach hinten und medianwärts

- breiter Rückenmuskel (M.latissimus dorsi)
  * Einwärtsrollen des Armes
  * Bewegung des Armes nach hinten

- hinterer oberer Sägemuskel
  * hebt die oberen Rippen (Einatmung)

  hinterer unterer Sägemuskel
  * zieht die unteren Rippen herunter (Ausatmung)

- lange Rückenstreckmuskulatur
  * Streckung der Wirbelsäule
  * Rückwärtsbewegung der Wirbelsäule

Frage 165

Nennen Sie die wichtigsten Muskeln im Hals-, Schulter- und Armbereich und ihre Aufgaben:

Halsmuskulatur

- Halshautmuskel (Platysma)
  * Mimikhilfe
- Kopfnicker (M.sternocleidomastoideus)
  * Beugung des Kopfes
  * Drehung des Kopfes
- untere Zungenbeinmuskulatur
  * Bewegung des Zungenbeines
  * Bewegung des Kehlkopfes
- Rippenhalter
  * hebt die oberen Rippen (Einatmung)
  * beugt die Halswirbelsäule nach vorn und seitwärts

Schultermuskulatur

- Deltamuskel (M.deltoideus)
  * hebt den Arm bis zur Horizontalen
- Obergrätenmuskel und Untergrätenmuskel
  * Außenrotation des Oberarmes
- großer Rundmuskel
  * Innenrotation des Oberarmes
  * Gegenspieler des Deltamuskels
- Unterschulterblattmuskel
  * Innenrotation des Oberarmes
  * Adduktion des Oberarmes

Oberarmmuskulatur

- Armstrecker (M.triceps brachii)
  * streckt den Unterarm
  * Abduktion des Oberarmes

- zweiköpfiger Armmuskel (M.biceps brachii)
  * Beugung des Unterarmes
  * Supination des Unterarmes
- Armbeuger (M.brachialis)
  * Beugung des Unterarmes

Unterarmmuskulatur

- Speichenmuskel
  * Beugung des Unterarmes
- Unterarmflexoren
  * Beugung der Hand
  * Beugung der Finger
- Unterarmpronatoren
  * rollen den Unterarm nach innen
  * drehen die Handfläche nach unten
- Unterarmextensoren
  * Streckung der Hand
  * Streckung der Finger
- Unterarmsupinatoren
  * rollen den Unterarm nach außen
  * drehen die Handfläche nach oben

Handmuskulatur

- Zwischenknochenmuskulatur
  * Spreizung der Finger
- Daumenmuskel (M. opponens)
  * Greifstellung des Daumens

Frage 166
Nennen Sie die wichtigsten Kopfmuskeln und ihre Aufgaben:

Stirnmuskel (M.frontalis)
* Stirnrunzeln und heben der Augenlider

Augenringmuskeln
* Schließen der Augen

Mundringmuskeln
* Schließen des Mundes

Kaumuskulatur
* Kauakt

Frage 167
Nennen Sie die wichtigsten Muskeln der Hüfte und der unteren Extremität und ihre Aufgaben:

Hüftmuskulatur

- Hüftlendenmuskel (M.iliopsoas)
  * Beugung des Hüftgelenkes
  * Beugung des Beckens
  * Außenrotation des Beines

- großer Gesäßmuskel (M.glutaeus maximus)
  * Abduktion des Oberschenkels
  * Außenrotation des Oberschenkels
  * Streckung des Hüftgelenkes
  * Aufrichten des Oberkörpers aus dem Sitz

- mittlerer Gesäßmuskel (M.glutaeus medius)
  * Abduktion des Oberschenkels

Oberschenkelmuskulatur

- Schneidermuskel (M.sartorius)
  * Beugung des Oberschenkels
  * Adduktion des Unterschenkels
  * Rotation des Unterschenkels

- vierköpfiger Oberschenkelmuskel
  * Beugung des Oberschenkels
  * Streckung des Unterschenkels

- zweiköpfiger Oberschenkelmuskel
  * Beugung des Unterschenkels
  * Rotation des gebeugten Unterschenkels nach außen
  * Streckung des Hüftgelenkes

Unterschenkelmuskulatur

- vorderer und hinterer Schienbeinmuskel
  * Beugung des Fußes (dorsalwärts)
  * Heben des inneren Fußrandes (Supination)

- dreiköpfiger Wadenbeinmuskel
  * Beugung des Kniegelenkes
  * Beugung des Fußes (sohlenwärts)

- Wadenbeinmuskeln
  * Beugung des Fußes (sohlenwärts)
  * Heben des äußeren Fußrandes (Pronation)

Fußmuskulatur

- Fußrückenmuskulatur
  * Streckung der Zehen

- Fußsohlenmuskulatur
  * Beugung der Zehen
  * Aufrechterhaltung des Fußgewölbes

Frage 168
Ordnen Sie die Beschreibungen den entsprechenden Kontraktionsarten zu:

1) der Muskel verkürzt sich und wird dicker
2) der Muskel ist kontrahiert (Länge und Dicke bleiben gleich)

A) isotonische Kontraktion
B) isometrische Kontraktion

A....................B....................

Frage 169
Ordnen Sie die aufgeführten Muskeln der entsprechenden Muskelgruppe zu:

1) großer Brustmuskel
2) kleiner Brustmuskel
3) Zwerchfell
4) Zwischenrippenmuskulatur
5) gerader Bauchmuskel

A) Atemmuskulatur B) Atemhilfsmuskulatur

A....................B....................

---

168 = A=1; B=2; 169 = A=3,4; B=1,2,5

Frage 170

Ordnen Sie den aufgeführten Muskeln ihre entsprechende Aufgabe zu:

1) Oberschenkel im Hüftgelenk strecken
2) Armadduktion und Armabduktion
3) Fuß nach dorsal beugen
4) Heben und Senken der Schultern
5) Einwärtsdrehung (Suppination) der Fußspitze
6) Knie- und Hüftgelenkbeugung
7) Auswärtsdrehung (Pronation) der Fußspitze

A) Schienbeinmuskel
B) Schneidermuskel
C) Trapezmuskel
D) zweiköpfiger Oberarmmuskel
E) Wadenbeinmuskel
F) großer Gesäßmuskel

A......B......C......D......E......F........

Frage 171

Zur quergestreiften (willkürlichen) Muskulatur gehört die:

O A) Skelettmuskulatur
O B) Harnleitermuskulatur
O C) Darmmuskulatur
O D) Blasenmuskulatur

Frage 172

Eine isotone Muskelkontraktion ist:

O A) die Verkürzung des Muskels bei erhöhter Spannung
O B) die Verkürzung des Muskels bei gleichbleibender Spannung
O C) die Erhöhung der Muskelspannung bei gleichbleibender Muskellänge

---

170 = A=3,5; B=6; C=4; D=2; E=7; F=1; 171 = A; 172 = B

Frage 173

Nennen Sie die wesentlichen Aufgaben des Blutes:

respiratorische Funktion

* Sauerstofftransport
* Kohlendioxidtransport

Ernährungsfunktion

* Nährstofftransport (Kohlenhydrate, Eiweiße, Fette)

Entschlackungsfunktion

* Schlackentransport zu den Ausscheidungsorganen (Leber, Nieren, Lunge)

Regulationsfunktion

* Hormontransport
* Fermenttransport
* Vitamintransport
* Mineralstofftransport (Aufrechterhaltung des osmotischen Druckes in den Körperflüssigkeiten)

Abwehrfunktionen

* Antikörperbildung
* Antikörpertransport
* Phagozytose

Eigenfunktion

* Pufferung (Konstanterhaltung des Blut-pH-Wertes)
* Blutgerinnung

Frage 174

Definieren Sie die Begriffe: Agglutination, Anämie, Blutmauserung, Hämatokrit, Hämatologie, Hämolyse, Leukämie, Leukopenie, Leukozytose, Thrombopenie, Thrombozytose:

Agglutination

* Verklebung, Zusammenballung der Erythrozyten

Anämie

* Blutarmut; Verminderung des Blutfarbstoffes und des Erythrozytengehaltes im Blut

Blutmauserung

* Abbau und Neubildung der Erythrozyten

Hämatokrit

* Anteil der korpuskulären Bestandteile (Blutkörperchen) am peripheren Blut

Hämatologie

* Lehre vom Blut und von den Blutkrankheiten

Hämolyse

* Austritt von Hämoglobin bei Erythrozytenzerfall

Leukämie

* Neoplasie (Tumorbildung) der blutbildenden Organe mit extremer Vermehrung unreifer Leukozyten

Leukopenie

* krankhafte Verminderung der Leukozyten unter 5000/cmm

Leukozytose

* krankhafte Vermehrung der Leukozyten über 9000/cmm

Thrombopenie

* Verminderung der Thrombozyten

Thrombozytose

* Vermehrung der Thrombozyten

Frage 175

Teilen Sie das Blut prozentual in seine Bestandteile ein:

Blutplasma

* 56% der gesamten Blutmenge
* Plasma ohne Fibrinogen ist Serum

Blutkörperchen (korpuskuläre Bestandteile)

* 44% der gesamten Blutmenge (= Hämatokrit)
* Erythrozyten (= rote Blutkörperchen)
* Leukozyten (= weiße Blutkörperchen)
* Thrombozyten (= Blutplättchen)

Frage 176
Nennen Sie Bildungsort, Gestalt, Zusammensetzung, Anzahl, Vorstufen, Aufgaben, Lebensdauer, Abbauort und Abbauprodukt der Erythrozyten:

Bildungsort
* rotes Knochenmark

Gestalt
* scheibenförmige, kernlose Zellen
* Größe: 7,5/1000 x 2/1000 mm

Zusammensetzung
* 65% Wasser
* 30% Hämoglobin (95% Globulin und 5% Farbstoff mit Eisen)
* 5% sonstige Eiweiße

Anzahl
* 4,5 - 5 Millionen je cmm

Vorstufen
* Proerythroblast > Makroblast > Normoblast > Retikulozyt > Normozyt > Erythrozyt

Aufgaben
* Sauerstofftransport
* Kohlendioxidtransport
* Pufferfunktion im Säure-Basen-Haushalt

Lebensdauer
* ca. 120 Tage

Abbauort
* Retikulo-Endotheliales-System (RES) von Milz, Leber, Knochenmark, u.a.

Abbauprodukt
* Bilirubin wird nach Konjugierung in der Leber ausgeschieden als Urobilin (Urin) und Sterkobilin (Stuhl)

Frage 177
Nennen Sie die Leukozytenarten:

* neutrophile Granulozyten (60-70%)
* eosinophile Granulozyten (2-4%)
* basophile Granulozyten (05,-1%)
* Monozyten (2-6%)
* Lymphozyten (20-25%)

Frage 178
Nennen Sie Bildungsort, Merkmale, Anzahl, Aufgaben und Lebensdauer der neutrophilen Granulozyten:

Bildungsort
* rotes Knochenmark

Merkmale
* Größe 11/1000 - 14/1000 mm
* stark segmentiert (3-5 Kernsegmente)
* farbneutral

Anzahl
* 60 - 70% aller Leukozyten im Blut

Aufgaben
* Abwehrfunktion durch amöboide Beweglichkeit und Phagozytose
* Bildung von Enzymen (Oxydasen, Proteasen, Amylasen, Lipasen, u.a.)

Lebensdauer
* ca. 10 Tage

Frage 179
Nennen Sie Bildungsort, Merkmale, Anzahl, Aufgaben und Lebensdauer der eosinophilen Granulozyten:

Bildungsort
* rotes Knochenmark

Merkmale
* Größe 11/1000 - 14/1000 mm

* grobe Granulation (füllt die ganze Zelle aus)
* 2 große Kernsegmente
* lassen sich durch den Farbstoff Eosin deutlich darstellen

Anzahl
* 2 - 4% aller Leukozyten im Blut

Aufgaben
* Abwehrfunktion bei Allergien
* Abwehrfunktion gegen artfremdes Eiweiß

Frage 180
Nennen Sie Bildungsort, Merkmale, Anzahl, Aufgaben und Lebensdauer der basophilen Granulozyten:

Bildungsort
* rotes Knochenmark

Merkmale
* Größe 10/1000 mm
* kleeblattförmiger Kern
* lassen sich durch basische Farbstoffe deutlich darstellen

Anzahl
* 0,5 - 1% aller Leukozyten

Aufgaben
* durch das im Granula befindliche Heparin, wird die Blutgerinnung innerhalb des Kreislaufes verhindert

Lebensdauer
* ca. 10 Tage

Frage 181
Nennen Sie Bildungsort, Merkmale, Anzahl, Aufgaben und Lebensdauer der Monozyten:

Bildungsort
* rotes Knochenmark

Merkmale
* Größe 12/1000 - 20/1000 mm
* ein großer, nierenförmiger Kern

Anzahl
* 2 - 6% aller Leukozyten

Aufgaben
* Abwehrfunktion durch amöboide Beweglichkeit und Phagozytose

Lebensdauer
* 2-5 Tage

Frage 182
Nennen Sie Bildungsort, Merkmale, Anzahl, Aufgaben und Lebensdauer der Lymphozyten:

Bildungsort
* Lymphsystem

Merkmale
* Größe 7/1000 - 10/1000 mm
* ein großer Kern, wenig Protoplasma

Anzahl
* 20-25% aller Leukozyten im Blut

Aufgaben
* Antikörperbildung gegen artfremdes Eiweiß
* Immunreaktionen

Lebensdauer
* ca. 4 Monate

Frage 183
Beschreiben Sie die Verschiebung der Leukozytenarten während einer entzündlichen Erkrankung:

Beginn der Infektion
* neutrophile Leukozytose mit Linksverschiebung
  "neutrophile Kampfphase"

Mitte der Entzündung
* kurzdauernde Monozytose (eosinophile Granulozyten vermindert)
  "monozytäre Abwehr- und Überwindungsphase"

Ende der Entzündung
* Lymphozytose
* Anstieg der eosinophilen Granulozyten (Morgenröte der Genesung)
  "lymphozytäre und eosinophile Heilphase"

Frage 184
Nennen Sie Bildungsort, Form, Anzahl, Aufgaben und Lebensdauer der Thrombozyten:

Bildungsort
* rotes Knochenmark (aus Megakaryozyten)

Form
* winzige Zytoplasmaanteile der Megakaryozyten (ohne Kern)
* Größe 0,5/1000 - 2/1000 mm

Anzahl
* 200.000 - 500.000 je cmm Blut

Aufgaben
* physiologische Gefäßabdichtung durch Freisetzung von Thrombokinase

Lebensdauer
* 7-11 Tage

Frage 185
Beschreiben Sie die Blutplasmabestandteile:

Wasser

* 90% des Blutplasmas
  Aufgaben
* Lösungs- und Transportmittel für Eiweiße, Blutkörperchen, Kohlendioxid, usw.
* Wärmeregulation (Wärmetransport)

Eiweiße

* 7% des Blutplasmas
* Albumine ca. 60% des Plasmaeiweißes
* Globuline ca. 40% des Plasmaeiweißes
  Aufgaben der Albumine
* Transportfunktion des Eiweißes (von der Leber zu den Körperzellen)
* Bindung und Transport von Wasser, Bilirubin, Gallensäure, Harnsäure, Urobilin, Farbstoffen, Salzen, Medikamenten, wasserlöslichen Vitaminen, usw.

Aufgaben der Globuline

* Transport wasserunlöslicher Stoffe (Lipoide, Lipochrome, Hormone, fettlösliche Vitamine), Eisen und anderer Metalle
* Träger der Antikörper (Gammaglobuline)
* Beteiligung an der Blutgerinnung (Fibrinogen)

Fette

* nahrungsabhängige Konzentrationsschwankungen
* Gesamtlipide 530 mg% im Blutserum
* Cholesterin 238 mg% im Blutserum

Kohlenhydrate

* im Blut als Traubenzucker (Glukose)
* 80-100 mg% Glukose im Blutserum

Farbstoffe

* Lipochrome aus der Nahrung (Eigelb, Möhren)
* Bilirubin, Urobilinogen
* 0,6 mg% Bilirubin im Blutserum

stickstoffhaltige organische Abbauprodukte

* Harnstoff
* Harnsäure
* Kreatinin
* Ammoniak
* insgesamt 25-30 mg Rest-N im Blutserum

Mineralien

* Natrium 300 - 350 mg%
* Kalium 13 - 25 mg%
* Kalzium 10 - 12 mg%
* Magnesium 1,6- 2,2 mg%
* Phosphate 12mg%

Hormone

* aller inkretorischer Drüsen (z.B. Hypophyse, Schilddrüse, Nebennieren, Langerhans´sche-Inseln)

Enzyme (Fermente)

* z.B. Amylase, Katalase, Phosphatase, Transaminasen (GOT, GPT, LDH, Gamma GT)

Vitamine

* wasserlösliche (C, B-Komplex)
* fettlösliche (A, D, E, K)

Frage 186
Nennen Sie im Blut vorkommende Antikörper und ihre Wirkung:

Lysine
* lösen fremde Zellen (Bakterien) auf

Agglutinine
* bringen eingedrungene Zellen (Erythrozyten) zur Verklebung (falsche Bluttransfusion!)

Antitoxine
* Gegengifte gegen bestimmte Gifte (Immunität)

Präzipitine
* bringen fremdes Eiweiß zum Niederschlag

Frage 187
Nennen Sie die Erythrozyten- und Serumeigenschaften der einzelnen Blutgruppen:

Blutgruppe A
- Erythrozyteneigenschaft
  * agglutinable Substanz A
- Serumeigenschaft
  * Agglutinine (Antikörper) Anti-B (bringen Erythrozyten mit der agglutinablen Substanz B und AB zum Verkleben)

Blutgruppe B
- Erythrozyteneigenschaft
  * agglutinable Substanz B
- Serumeigenschaft
  * Agglutinine (Antikörper) Anti-A (bringen Erythrozyten mit der agglutinablen Substanz A und AB zum Verkleben)

Blutgruppe AB

- Erythrozyteneigenschaft
  * agglutinable Substanz A und B
- Serumeigenschaft
  * keine Agglutinine (es werden keine Erythrozyten zum Verkleben gebracht)

Blutgruppe 0

- Erythrozyteneigenschaft
  * keine agglutinable Substanz
- Serumeigenschaft
  * Agglutinine (Antikörper) Anti-A
  * Agglutinine (Antikörper) Anti-B
    (bringen Erythrozyten mit der agglutinablen Substanz A, B und AB zum Verkleben)

Rhesusfaktor

- Rhesus-positiv (Rh+ oder D)
  * Erythrozyten besitzen die agglutinable Substanz Rh bzw. D
- Rhesus-negativ (rh- oder d)
  * Erythrozyten besitzen keine agglutinable Substanz rh bzw. d
  * Serum besitzt keine natürlich vorgebildeten Rh-Antikörper; kann diese aber leicht bilden, wenn es mit Rh-positivem Blut in Berührung kommt (Schwangerschaft, Transfusion!)

Frage 188

Erklären Sie die Begriffe Blutungszeit, Gerinnungszeit, Thrombinzeit und Thromboplastinzeit:

Blutungszeit

* Normalwert 2-3 Minuten
* Zeitspanne von der Verletzung bis zur Bildung eines vorläufigen Thrombozytenpfropfes

Gerinnungszeit

* Normalwert 6-8 Minuten
* Zeitspanne bis zur endgültigen Blutstillung durch Bildung eines festen Blutgerinnsels

Thrombinzeit (Plasma-Thrombin-Gerinnungszeit)

* Normalwert je nach Präparat unterschiedlich
* Zeitspanne, in der Citratplasma nach Zusatz von Thrombin gerinnt

Thromboplastinzeit (Quickwert, Prothrombinzeit)
* Normalwert 70-100% (10-16 sek.)
* Zeitspanne, in der Citratplasma nach Zugabe von Calcium-Thromboplastin ein Fibringerinnsel bildet

---

Frage 189
Beschreiben Sie die Hauptphasen der Blutgerinnung und Fibrinolyse:

vorläufige Blutstillung
* Gefäßkontraktion durch Freisetzen von gefäßaktiven Hormonen (Adrenalin, Noradrenalin)
* Bildung eines Thrombozytenpfropfes an der Stelle der Gefäßverletzung

endgültige Blutstillung
- Vorphase
  * Bildung der GEWEBSTHROMBOKINASE (Blutgerinnung in Sekunden) durch Gefäßverletzungen
  * Bildung der PLASMATHROMBOKINASE (Blutgerinnung in Minuten) durch Zerstörung der Thrombozyten bei Gefäßerkrankungen
- 1. Phase (fermentative Phase)
  * Aktivierung des Fermentes PROTHROMBIN zu THROMBIN durch die Gewebs- oder Plasmathrombokinase in Gegenwart von CALZIUM-IONEN
- 2. Phase (Koagulationsphase)
  * Ausfällung des löslichen FIBRINOGENS in das unlösliche FIBRIN durch das Ferment Thrombin
- 3. Phase (Retraktionsphase)
  * Stabilisierung des Blutkuchens durch Zusammenziehen der FIBRINFÄDEN

Auflösung des Blutgerinnsels
- Fibrinolyse
  * Aktivierung des Enzyms PLASMINOGEN zu PLASMIN durch Urokinase oder Streptokinase
  * Auflösung des Fibrinnetzes in Fibrinopeptide durch Plasmin

Frage 190

Nennen Sie einige Blutgerinnungshemmer:

direkte Blutgerinnungshemmer

- Heparin
  * z.B. Liquemin
  * hemmt die Retraktion (Nachphase der Blutgerinnung) und verstärkt die Wirkung des Antithrombin III
  * Wirkungseintritt sofort
  * Thrombinzeit - Laborkontrollen!
  * Antagonist = Protaminsulfat 1%ig

indirekte Gerinnungshemmer

- Cumarine
  * z.B. Marcumar, Dicumarol
  * hemmen die Prothrombinbildung in der Leber durch Blockierung des Vitamin-K
  * Wirkungseintritt nach 12 Stunden
  * Wirkungsoptimum nach 24 - 36 Stunden
  * Prothrombinzeit - Laborkontrollen
  * Antagonist = Vitamin-K (Konakion)

extravasale Gerinnungshemmer

* Natriumcitrat
* Natriumoxalat,Natrium-EDTA (Ethyl-Diamin-Tetra-Acid)
* durch Bindung des Calciums wird das Blut ungerinnbar gemacht
* Anwendung zur Gerinnungshemmung in Blutkonserven oder zur Gerinnungshemmung bei der Blutentnahme für Laboruntersuchungen

Frage 191

Koordinieren Sie Mengen und Blutbestandteile:

1) 14.5 - 16.0 g%	A) Erythrozyten
2) 150000-300000/cmm	B) Leukozyten
3) 36 - 48 %	C) Thrombozyten
4) 4.5 - 5 Mill./cmm	D) Hämatokrit
5) 5000 - 10000/cmm	E) Hämoglobin

A.......B.......C.......D.......E...........

Frage 192

Ordnen Sie den Blutbestandteilen ihr prozentuales Vorkommen im peripheren Blut zu:

1) 60 - 75%	A) Monozyten
2) 3 - 8%	B) Neutrophile Granulozyten
3) 20 - 30%	C) Eosinophile Granulozyten
4) 2 - 4%	D) Basophile Granulozyten
5) 0,5- 1%	E) Lymphozyten

A.......B.......C.......D.......E...........

Frage 193

Bestimmen Sie den Bildungsort:

1) lymphatische Organe	A) Erythrozyten
2) rotes Knochenmark	B) Granulozyten
	C) Lymphozyten
	D) Thrombozyten

A.........B.........C.........D.........

---

191 = A=4; B=5; C=2; D=3; E=1; 192 = A=2; B=1; C=4; D=5; E=3;
193 = A=2; B=2; C=1; D=2

Frage 194

Welche Eigenschaften besitzen die nachfolgenden Blutkörperchen:

1) Abwehrfunktion bei Allergien
2) Antikörperbildung gegen artfremde Eiweiße
3) amöboide Beweglichkeit
4) wirkt vor allem bei bakteriellen Entzündungen (Eiterbildung)
5) während bestimmter Erkrankungen stark vermindert, zu Beginn der Rekonvaleszens wieder nachweisbar (Morgenröte der Genesung)
6) geringe amöboide Beweglichkeit
7) Phagozytose

A) Monozyten
B) Neutrophile Granulozyten
C) Eosinophile Granulozyten
D) Lymphozyten

A..........B..........C..........D..........

Frage 195

6. Ordnen Sie richtig zu:

1) Verminderung der Leukozyten unter 4ooo je cmm
2) Fähigkeit der Leukozyten, Fremdkörper aufzunehmen
3) Verklumpung der Erythrozyten
4) Vermehrung der Leukozyten über 9000 je cmm
5) Blutarmut, bezogen auf den Erythrozytengehalt

A) Agglutination
B) Anämie
C) Leukozytose
D) Leukopenie
E) Phagozytose

A.......B.......C.......D.......E.......

Frage 196

Ordnen Sie den Blutgruppen die entsprechenden Blutplasmaeigenschaften zu:

1) Anti-A/Anti-B
2) keine Agglutinine
3) Anti-A
4) Anti-B

A) Blutgruppe A
B) Blutgruppe B
C) Blutgruppe AB
D) Blutgruppe 0

A..........B..........C..........D..........

---

194 = A=3,4,7; B=3,7; C=1,5; D=2,6; 195 = A=3; B=5; C=4; D=1; E=2
196 = A=4; B=3; C=2; D=1

Frage 197

Ordnen Sie die Blutbestandteile dem Blutplasma bzw. Blutserum zu:

1) Albumine
2) Wasser
3) Mineralien
4) Globuline
5) Farbstoffe
6) Fibrinogen
7) Hormone und Enzyme

A) Blutplasma
B) Blutserum

A....................B....................

Frage 198

Ordnen Sie die nachfolgenden Definitionen richtig zu:

1) Übertritt eines Lösungsmittels vom Ort der höheren Konzentration zum Ort der niederen Konzentration durch eine semipermeable Membran
2) gleicher osmotischer Druck
3) Wanderung von Stoffteilchen aus Lösungen höherer Konzentration in Lösungen niedrigerer Konzentration
4) Kraft, mit der ein Lösungsmittel durch eine semipermeable Membran in eine höher konzentrierte Lösung hineingesogen wird

A) Isotonie
B) Diffusion
C) Osmose
D) osmotischer Druck

A..........B..........C..........D..........

Frage 199

Ordnen Sie den Blutzellen ihre Lebensdauer im zirkulierenden Blut zu:

1) 8 - 11 Tage 2) 3 - 5 Tage 3) 100 - 120 Tage

A) Erythrozyten
B) Lymphozyten
C) Granulozyten
D) Thrombozyten

A..........B..........C..........D..........

---

197 = A=1,2,3,4,5,6,7; B=1,2,3,4,5,7; 198 = A=2; B=3; C=1; D=4
199 = A=3; B=3; C=1; D=2

Frage 200

Es gibt mehrere Möglichkeiten des Eingreifens in die Blutgerinnung. Ordnen Sie die Stoffe der Liste 1 den entsprechenden Wirkungen der Liste 2 zu:

Liste 1

a) Heparin   b) Cumarin   c) Natriumzitrat

Liste 2

1) wirkt als Calciumkomplexbildner und unterbricht die calciumabhängigen Schritte
2) hemmt die Bildung von Thrombokinase und des Thrombinkomplex
3) wirkt als Vitamin K-Antagonist, hemmt die Bildung der Vitamin K abhängigen Gerinnungsfaktoren in der Leber

O A) 1a,2b,3c   O B) 1c,2b,3a   O C) 1b,2c,3a   O D) 1c,2a,3b

---

Frage 201

Richtige Aussagen zu den Erythrozyten:

1) eine Segmentierung ist erkennbar
2) bikonkav, gut verformbar
3) kernlos
4) gelappter Kern
5) werden in der Milz abgebaut
6) phagozytieren Antigen-Antikörper-Komplexe
7) werden im Knochenmark gebildet
8) amöboide Fortbewegung

O A) 1+4+6+8   O B) 2+3+5+7   O C) 2+4   O D) 4+5+7   O E) 3+6+8

Frage 202

Welche Aussage ist richtig:

O A) im Blut befinden sich normalerweise mehr geformte Elemente als Blutflüssigkeit

O B) die Erythrozyten machen den Hauptbestandteil der geformten Elemente im Blut aus

O C) der sog. Hämatokrit gibt die Konzentration von Leukozyten im Blut an

O D) der Mensch hat normalerweise mehr Leukozyten als Thrombozyten im Blut

---

200 = D;   201 = B;   202 = B

Frage 203
Die Lehre vom Blut heißt:

O A) Cardiologie
O B) Hämatologie
O C) Serologie
O D) Immunologie

Frage 204
Welche Funktionen haben die Thrombozyten:

O A) Abbau von alternden Erythrozyten
O B) Mitbeteiligung an der Bildung der Blutthrombokinase
O C) Bildung des weißen Gerinnungsthrombus
O D) unspezifische Infektabwehr

Frage 205
Wo findet die Antikörperbildung statt:

O A) in den Granulozyten
O B) in den Erythrozyten
O C) in den Thrombozyten
O D) in den Plasmazellen

Frage 206
Wieviel Liter Blut besitzt der erwachsene Mensch:

O A) ca. 2- 3 Liter
O B) ca. 5- 7 Liter
O C) ca. 8-10 Liter
O D) ca. 9-11 Liter

---

203 = B; 204 = B,C; 205 = D; 206 = B

Frage 207
Was sind Transaminasen:

0 A) Kohlenhydrate
0 B) Hormone
0 C) Fette
0 D) Vitamine
0 E) Fermente

Frage 208
Prothrombin wird gebildet in der:

0 A) Leber
0 B) Gebärmutter
0 C) Thymusdrüse
0 D) Milz
0 E) Bauchspeicheldrüse

Frage 209
Die normale Blutungszeit beträgt:

0 A) 1-2 Minuten
0 B) 2-3 Minuten
0 C) 3-5 Minuten
0 D) 5-7 Minuten

Frage 210
Vitamin B_{12} ist unbedingt notwendig zur Bildung von:

0 A) Thrombozyten
0 B) Erythrozyten
0 C) Leukozyten

---

207 = E; 208 = A; 209 = B; 210 = B

Frage 211
Nennen Sie die Aufgaben des Blutkreislaufes:

* Versorgung der Körperzellen mit Sauerstoff
* Ernährung der Körperzellen (Kohlenhydrate, Fette, Eiweiße)
* Regulierung des osmotischen Druckes (Verteilung von Wasser und Salzen in den Körperflüssigkeiten)
* Hormontransport
* Antikörpertransport
* Wärmeregulation (Wärmetransport)
* Entschlackung der Zellen (Kohlendioxid, Wasser, harnpflichtige Stoffe)

Frage 212
Wie setzt sich der Kreislaufapparat zusammen:

Cor (Herz)
* Antriebspumpe (Motor) für den Kreislauf
* linke Herzkammer pumpt Blut in den Körper
* rechte Herzkammer pumpt Blut in die Lunge

Arterien (große Schlagadern)
* leiten das Blut vom Herzen weg (Körper, Lunge)

Arteriolen (kleine Schlagadern)
* liegen zwischen den Arterien und Kapillaren
* verteilen das arterielle Blut im Gewebe

Kapillare (Haargefäße)
* liegen zwischen den Arteriolen und Venulen
* ermöglichen den Stoff- und Gasaustausch mit dem Gewebe (Diffusion, Filtration, Pinozytose)

Venulen (kleine Blutadern)
* liegen zwischen den Kapillaren und den Venen
* sammeln das Blut aus den Kapillargefäßen

Venen (große Blutadern)
* transportieren das Blut zurück zu den Herzvorhöfen

Frage 213
Beschreiben Sie die Topographie des Herzens:

* im Mediastinum (Mittelfellraum)
* vor der Luftröhre

* zwei Drittel links im Mediastinum
* ein Drittel rechts im Mediastinum
* die Längsachse verläuft von oben hinten rechts nach unten vorne links
* die Herzspitze befindet sich in Höhe des 5. Zwischenrippenraumes

Mediastinum (Mittelfellraum)
* sagittaler Bindegewebssack zwischen den beiden Lungen
* Begrenzung: hinten = Brustwirbelsäule
  vorne = Sternum (Brustbein)
  unten = Diaphragma (Zwerchfell)
  oben = Halsmuskulatur

wichtigste Organe im Mediastinum
* Herz
* Luftröhre
* Speiseröhre
* Blutgefäße (untere Hohlvene, obere Hohlvene, Lungenarterie, Lungenvene, Aorta)
* Lymphgefäße (Ductus thoracicus)
* Nervenstränge (Sympathicus, N. vagus)

Frage 214
Beschreiben Sie den Aufbau des Herzens:

Größe
* entspricht der Faustgröße des betreffenden Menschen

Herzwand

- Herzinnenhaut (Endokard)
  * einschichtiges Plattenepithel (Endothel)
  * innere Herzauskleidung
  * bildet die Taschen- und Segelklappen

- Herzmuskelschicht (Myokard)
  * quergestreifte, unwillkürliche Herzmuskulatur (von Faserstreifen durchzogen - Reizweiterleitung)
  * dünne Muskelschicht im Bereich der Vorhöfe
  * dicke Muskelschicht (1 cm) im Bereich der Kammern
  * Systole = Zusammenziehung
  * Diastole = Erschlaffung
  * reagiert nur in der Erschlaffungsphase (Alles- oder Nichts-Gesetz)

  * Ernährung erfolgt durch die Koronararterien

- Herzaußenhaut (Epikard)
  * viszerales Blatt des Herzbeutels
  * liegt dem Herzen unmittelbar auf

- Herzbeutel (Perikard)
  * parietales Blatt des Herzbeutels
  * beutelartiger Überzug des Herzens
  * zwischen viszeralem und parietalem Blatt des Herzbeutels liegt ein seröser Spaltraum (Gleitspalt)
  * das Perikard fixiert das Herz im Mediastinum (bindegewebige Verwachsungen mit der Umgebung)

Herzhöhlen

- Herzscheidewand (Septum)
  * trennt das Herz in eine rechte und eine linke Hälfte

- rechter Vorhof (Atrium dextrum)
  * sammelt das Blut aus dem großen Kreislauf

- rechte Kammer (Ventriculus dexter)
  * pumpt das Blut in den Lungenkreislauf

- linker Vorhof (Atrium sinistrum)
  * sammelt das Blut aus den Lungen

- linke Kammer (Ventriculus sinister)
  * pumpt das Blut in den großen Kreislauf

Herzklappen

- dreizipflige Segelklappe (Valva tricuspidalis)
  * Vorhof-Kammer-Klappe (Atrioventrikularklappe)
  * liegt zwischen dem rechten Vorhof und der rechten Kammer
  * verhindert den Rückfluß des Blutes aus der rechten Kammer in den rechten Vorhof

- zweizipflige Segelklappe (Valva mitralis)
* Vorhof-Kammer-Klappe (Atrioventrikularklappe)
* liegt zwischen dem linken Vorhof und der linken Kammer
* verhindert den Rückfluß des Blutes aus der linken Kammer in den linken Vorhof

- Pulmonalklappe (Valva trunci pulmonalis)
  * Taschenklappe (Semilunarklappe)

  * liegt zwischen der rechten Kammer und dem Stamm der Lungenarterie
  * verhindert den Rückfluß des Blutes aus der Lungenarterie in die rechte Kammer

- Aortenklappe (Valva aortae)
  * Taschenklappe (Semilunarklappe)
  * liegt zwischen der linken Kammer und der Aorta
  * verhindert den Rückfluß des Blutes aus der Aorta in die linke Kammer

<u>in das Herz eintretende Blutgefäße</u>

- rechter Vorhof
  * obere Hohlvene (Vena cava superior)
  * untere Hohlvene (Vena cava inferior)

- linker Vorhof

* je zwei Lungenvenen (Venae pulmonales) aus dem rechten und linken Lungenflügel

<u>aus dem Herzen austretende Blutgefäße</u>

- rechte Kammer
  * Hauptstamm der Lungenarterie (Truncus pulmonalis), der sich direkt in je einen Hauptast (Arteria pulmonalis) für die rechte und linke Lunge teilt

- linke Kammer
  * Körperschlagader (Aorta)

Frage 215
Beschreiben Sie das Reizbildungs- und Reizleitungssystem des Herzens:

<u>Sinusknoten</u> (Keith-Flackscher Knoten)
* Schrittmacher des Herzens
* liegt in der rechten Vorhofmuskulatur
* Eigenrhythmus von 60 - 80 Impulsen pro Minute
* Reize werden unmittelbar auf die Arbeitsmuskulatur der Vorhofwand übertragen und zum AV-Knoten weitergeleitet

<u>Vorhof-Kammerknoten</u> (Atrioventrikularknoten, AV-Knoten, Aschoff-Tawara Knoten)
* liegt am Boden des rechten Vorhofs

* überträgt die Sinusimpulse mit Verzögerung auf das His´sche Bündel
* bei Ausfall des Sinusknoten übernimmt der AV-Knoten die Impulsbildung mit einer Frequenz von 30-50 /min

<u>His´sches-Bündel, rechter und linker Kammerschenkel</u> (Tawara-Schenkel) <u>und Purkinje´ Fasern</u>
* übertragen die Erregungen auf das Myokard der Kammern

<u>vegetative Herznerven</u>
* beeinflussen die Autorhythmie des Herzens

- N.vagus (parasympathische Herznerven)
  * frequenzmindernd (negativ chronotrop)
  * überleitungserschwerend (negativ dromotrop)
  * erregbarkeitsmindernd (negativ bathmotrop)
  * leistungsmindernd (negativ inotrop)

- Sympathicus
  * frequenzsteigernd (positiv chronotrop)
  * Verkürzung der Erregungsleitung (positiv dromotrop)
  * Steigerung der Erregbarkeit (positiv bathmotrop)
  * Leistungssteigerung (positiv inotrop)

Frage 216
Bezeichnen Sie die 5 charakteristischen Zacken der Herzstromkurve (EKG):

<u>P - Zacke</u>
* geht von der Null-Linie aufwärts (positiv)
* entspricht der Vorhofkontraktion

<u>Q - Zacke</u>
* geht von der Null-Linie leicht abwärts (negativ)
* die P-Q Strecke entspricht der Überleitungszeit vom Sinusknoten zum AV-Knoten

<u>R - Zacke</u>
* geht von der Null-Linie steil aufwärts (positiv)

<u>S - Zacke</u>
* geht von der Null-Linie leicht abwärts (negativ)

<u>T - Zacke</u>
* geht von der Null-Linie aufwärts (positiv)
* die Strecke Q-R-S-T entspricht dem Erregungsablauf in den Herzkammern

Frage 217

Beschreiben Sie die Aktionsphasen des Herzens:

Systole der Herzkammermuskulatur

- Anspannungszeit
    * 1. Phase der Systole
    * Zeitraum der Kontraktion der Kammermuskulatur (isometrisch) bis zur Öffnung der Semilunarklappen
- Austreibungszeit
    * 2. Phase der Systole
    * Zusammenziehung der Kammermuskulatur (isotonisch) bis zum Verschluß der Semilunarklappen

Diastole der Herzkammermuskulatur

- Entspannungszeit
    * 1. Phase der Diastole
    * Zeitraum vom Schluß der Semilunarklappen bis zur Öffnung der Atrioventrikularklappen
- Füllungszeit
    * 2. Phase der Diastole
    * Zeitraum, in der die Atrioventrikularklappen geöffnet sind

---

Frage 218

Definieren Sie die Begriffe: Herzfrequenz, Tachykardie, Bradykardie, Herzschlagvolumen, Herzminutenvolumen, Elektrokardiogramm und Phonokardiogramm:

Herzfrequenz

* Anzahl der Herzschläge pro Minute
* Erwachsene 60 - 80 Schläge pro Minute

Tachykardie

* Steigerung der Herzfrequenz
* über 100 Kontraktionen pro Minute

Bradykardie

* langsame Herztätigkeit
* weniger als 55 Systolen pro Minute

Herzschlagvolumen
* Blutmenge, die bei einer Systole von der linken Kammer ausgeworfen wird
* 80 ml bei Ruhe (Erwachsene)

Herzminutenvolumen
* Blutmenge, die in einer Minute von der linken Kammer ausgetrieben wird
* Herzschlagvolumen x Herzfrequenz = Herzminutenvolumen
* 5 Liter bei Ruhe (Erwachsene)

Elektrokardiogramm (EKG)
* Aufzeichnung der bei der Herztätigkeit entstehenden elektrischen Vorgänge (Aktionsströme)

Phonokardiogramm
* Aufzeichnung der Herzgeräusche bzw. Herztöne (Schallerscheinungen)

Frage 219
Nennen Sie die Schichten der Arterienwand:

Intima
* innere Auskleidung mit einschichtigem Plattenepithel (Endothel)

Media
* mittlere Schicht
* glatte Muskulatur mit elastischen Fasern

Adventitia
* äußere Bindegewebsschicht (verbindet die Arterien mit der Umgebung)

Frage 220
Beschreiben Sie den Aufbau der Venen:

Intima
* innere Auskleidung mit einschichtigem Plattenepithel (Endothel)

Media
* mittlere Schicht (dünner als bei den Arterien)
* glatte Muskulatur mit wenigen elastischen Fasern

Adventitia
* äußere Bindegewebsschicht

Taschenklappen (Venenklappen)
* verhindern das Zurückfließen des Blutes
* ermöglichen gemeinsam mit der "Muskel-Venen-Pumpe" den Blutrücktransport zum Herzen

---

Frage 221
Beschreiben Sie den Weg des Blutes von der inneren Beckenvene bis zur Lunge:

* innere Beckenvene (V.iliaca interna)
* gemeinsame Beckenvene (V.iliaca communis)
* untere Hohlvene (V.cava inferior)
* rechter Vorhof (Atrium dextrum)
* Dreisegelklappe (Valva tricuspidalis)
* rechte Herzkammer (Ventriculus dexter)
* Pulmonalklappe (Valva trunci pulmonalis)
* Lungenarterien (A.pulmonalis dextra und sinistra)

Frage 222
Beschreiben Sie den Weg des Blutes vom Kopf bis zur linken Herzkammer:

* Halsvenen (V.jugularis externa, V.jugularis interna, V.jugularis anterior)
* gemeinsame Kopfarmvene (V.brachiocephalica)
* obere Hohlvene (V.cava superior)
* rechter Vorhof (Atrium dextrum)
* Dreisegelklappe (Valva tricuspidalis)
* rechte Herzkammer (Ventriculus dextrum)
* Pulmonalklappe (Valva trunci pulmonalis)
* Lungenarterien (A.pulmonalis dextra und sinistra)
* Lungenhaargefäße (Lungenkapillaren)
* je 2 Lungenvenen (Venae pulmonales)
* linker Vorhof (Atrium sinistrum)
* Zweisegelklappe (Valva mitralis)
* linke Herzkammer (Ventruculus sinistrum)

Frage 223
Beschreiben Sie den Weg des Blutes vom Magen-Darmtrakt bis zur absteigenden Aorta:

* Magen-Darmvenen (V.mesenterica, V.linalis, V. gastrica)
* Pfortader (Vena portae)
* Leberhaargefäße (Leberkapillarnetz)
* Lebervene (V.hepatica)
* untere Hohlvene (V.cava inferior)
* rechter Vorhof (Atrium dextrum)
* Dreisegelklappe (Valva tricuspidalis)
* rechte Herzkammer (Ventriculus dexter)
* Pulmonalklappe (Valva trunci pulmonalis)
* Lungenarterien (A.pulmonalis dextra und sinistra)
* Lungenhaargefäße (Lungenkapillaren)
* je 2 Lungenvenen (Venae pulmonales)
* linker Vorhof (Atrium sinistrum)
* Zweisegelklappe (Valva mitralis)
* linke Herzkammer (Ventriculus sinistrum)
* Aortenklappe (Valva aortae)
* aufsteigende Aorta (Aorta ascendens)
* Aortenbogen (Arcus aortae)
* absteigende Aorta (Aorta descendens)

Frage 224
Numerieren Sie den Herz-Lungen-Kreislauf in der richtigen Reihenfolge:

A) linke Herzkammer
B) rechter Herzvorhof
C) Lungenarterie
D) Aorta
E) linker Herzvorhof
F) Lungenvene
G) rechte Herzkammer
H) obere und untere Hohlvene

A....B....C....D....E....F....G....H = 1

---

224 = A=7; B=2; C=4; D=8; E=6; F=5; G=3; H=1

Frage 225

Ordnen Sie die genannte Lage und Funktion der entsprechenden Herzklappe zu:

1) rechte Kammer > Lungenarterie
2) linke Kammer > Aorta
3) rechter Vorhof > rechte Kammer
4) linker Vorhof > linke Kammer
5) verhindert den Blutrückfluß von der linken Kammer in den linken Vorhof
6) verhindert den Blutrückfluß von der Lungenarterie in die rechte Kammer
7) verhindert den Blutrückfluß von der Aorta in die linke Kammer
8) verhindert den Blutrückfluß von der rechten Kammer in den rechten Vorhof

A) zweizipflige Segelklappe (Valva mitralis)
B) Aortenklappe (Valva aortae)
C) Pulmonalklappe (Valva pulmonalis)
D) dreizipflige Segelklappe (Valva tricuspidalis)

A..........B..........C..........D..........

Frage 226

Ordnen Sie die Beschreibungen den entsprechenden Herzwandschichten zu:

1) quergestreift,enthält das Reizleitungssystem
2) Epithelgewebe, bildet die Segelklappen
3) Bildung des Herzbeutels
4) viszerales Blatt des Pericards

A) Endocard
B) Myocard
C) Epicard
D) Pericard

A..........B..........C..........D..........

---

225 = A=4,5; B=2,7; C=1,6; D=3,8; 226 = A=2; B=1; C=4, D=3

Frage 227

Koordinieren Sie die Aussagen zum Reizleitungssystem des Herzens:

1) enden im Myocard der Kammern, Erregungsübertragung auf das Myocard
2) physiologischer Schrittmacher des Herzens
3) Reizweiterleitung vom Hisschen Bündel zu den Purkinje-Fasern
4) liegt in der Wandung zwischen Vorhöfen und Kammern
5) leitet den Reiz von der Vorhof-Kammer-Grenze in den rechten und linken Tawara-Schenkel
6) liegt an der Hinterwand des rechten Vorhofs in Nähe des Vorhofseptums

A) Sinusknoten
B) Atrioventrikularknoten
C) Hissches Bündel
D) rechter und linker Tawara-Schenkel
E) Purkinje-Fasern

A.......B.......C.......D.......E...........

Frage 228

Ordnen Sie die Frequenzen den Reizzentren zu:

1) 2o-4o Impulse/Min.
2) 70-80 Impulse/Min.
3) 40-60 Impulse/Min.

A) Sinusknoten
B) AV-Knoten
C) Hissches Bündel, Tawara-Schenkel, Purkinje-Fasern (Kammereigenrhythmus)

A............B............C..............

---

227 = A=2,6; B=4; C=5; D=3; E=1; 228 = A=2; B=3; C=1

Frage 229

Ordnen Sie den 4 Phasen der Kammermuskulatur die richtige Aussage zu:

1) Öffnen der Segelklappen durch steigenden Vorhofdruck, Blut strömt in die Kammern
(2. Teil der Kammerdiastole)
2) Segelklappen noch geschlossen, Kammermuskulatur erschlafft
(1. Teil der Kammerdiastole)
3) Aorten- und Pulmonalklappe geöffnet, Mitral- und Tricuspidalklappe geschlossen
4) Zeitabschnitt von Beginn der Kammersystole bis zur Öffnung der Taschenklappen

A) Anspannungszeit
B) Austreibungszeit
C) Entspannungszeit
D) Füllungszeit

A..........B..........C..........D..........

Frage 230

Welche Eigenschaften weisen die Gefäße auf:

1) führen das Blut zum Herzen
2) führen das Blut vom Herzen in die Peripherie
3) besitzen Taschenklappen
4) federnde Elastizität
5) gehören zum Niederdruckstromsystem
6) gute Umgebungsbefestigung der großen herznahen Gefäße zur Vermeidung einer Lumeneinengung
7) gehören zum Hochdruckstromsystem

A) Arterien
B) Venen

A.....................B.....................

---

229 = A=4; B=3; C=2; D=1; 230 = A=2,4,7; B=1,3,5,6

Frage 231

Ordnen Sie die aufgeführten Gefäße ihrer Mündungsvene zu:

1) Nierenvene
2) Magenvene
3) Lebervene
4) innere Hüftvene
5) Bauchspeicheldrüsenvene
6) obere Gekrösevene
7) untere Gekrösevene
8) äußere Hüftvene

A) Vena portae (Pfortader)
B) Vena cava superior (untere Hohlvene)

A....................B.....................

Frage 232

Koordinieren Sie die Definitionen zum Blutdruck:

1) Differenz zwischen systolischem und diastolischem Blutdruck
2) Druckminimum, das während der Erschlaffungs- und Auffüllzeit des linken Ventrikels im arteriellen System entsteht
3) Druckmaximum, das während der Austreibungsphase des linken Ventrikels im arteriellen System entsteht

A) systolischer Blutdruck
B) diastolischer Blutdruck
C) Blutdruckamplitude

A............B............C..............

---

231 = A=2,5,6,7; B=1,3,4,8; 232 = A=3; B=2; C=1

Frage 233
Die Arterien befördern:

O A) das Blut von der Peripherie zum Herzen
O B) nur sauerstoffreiches Blut
O C) das Blut vom Herzen in den Körper
O D) nur sauerstoffarmes Blut
O E) nur nährstoffreiches Blut zur Leber

Frage 234
Der Sinusknoten des gesunden Herzens:

O A) ist der Schrittmacher der Herzaktionen
O B) liegt an der Mündung der unteren Hohlvene
O C) verjüngt sich ventrikelwärts zum His-Bündel
O D) ist dem AV-Knoten nachgeordnet

Frage 235
Welche Aussagen zur Anatomie des Herzens sind richtig:

1) die Mitralklappe trennt den rechten Vorhof von der rechten Kammer
2) die Trikuspidalklappe liegt in der rechten Vorhof-Kammer-Mündung
3) die Pulmonalklappe verhindert den Rückstrom in den rechten Ventrikel
4) die rechte Kammer ist dickwandiger als die linke Kammer
5) die Herzspitze zeigt nach vorn links unten, die Basis nach hinten rechts oben
6) das His-Bündel bestimmt die Schlagfrequenz
7) der Sinusknoten liegt in der Hinterwand des rechten Vorhofs

O A) 2+3+5 O B) 1+4+7 O C) 5+6+7 O D) 1+6

---

233 = C; 234 = A; 235 = A

Frage 236

Welche Aussagen sind zutreffend:

1) das Herzminutenvolumen beträgt ca. 4,5-5,0 Liter
2) das Gesamtvolumen des Blutes beträgt beim Erwachsenen ca. 6 Liter
3) das Schlagvolumen des Herzens beträgt beim Erwachsenen ca. 80 ml
4) das Schlagvolumen des rechten Ventrikels ist so groß wie das des linken Ventrikels
5) zur Aufrechterhaltung des Blutdrucks halten sich 85% des Blutvolumens ständig im arteriellen Strombahngebiet auf
6) die Durchblutung der Darmschleimhaut steigt während der Verdauungstätigkeit an

O A) 1+2+3+5 O B) 2+3+4+5 O C) 1+3+4+5+6 O D) 1+2+3+4+6

Frage 237

Die Herzklappen arbeiten als Ventile. In welchen Phasen der Pumpfunktion sind die Taschenklappen geschlossen:

1) in der Füllungsphase
2) in der Anspannungsphase
3) in der Entspannungsphase
4) in der Austreibungsphase

O A) 1+2+3 O B) 1+3+4 O C) 1+2+4 O D) alle

Frage 238

Welche Aussagen zur Erregungsausbreitung im Herzen sind zutreffend:

1) sie hat ihren Ursprung im Sinusknoten
2) der Reiz gelangt über den AV-Knoten zum Hisschen Bündel
3) die Reizausbreitung geht von innen nach außen und von der Basis zur Spitze
4) die Erregung wird vom Sinusknoten über ein hochspezifisches Leitungssystem direkt zum Hisschen Bündel geleitet

O A) 1+3+4 O B) 1+4 O C) 2+3 O D) 1+2+3

---

236 = D; 237 = A; 238 = A

Frage 239

Welche Aussagen zur Erregungsausbreitung im Herzen sind zutreffend:

1) sie hat ihren Ursprung im Sinusknoten
2) der Reiz gelangt über den AV-Knoten zum Hisschen Bündel
3) die Reizausbreitung geht von innen nach außen und von der Basis zur Spitze
4) die Erregung wird vom Sinusknoten über ein hochspezifisches Leitungssystem direkt zum Hisschen Bündel geleitet

O A) 1+3+4 O B) 1+4 O C) 2+3 O D) 1+2+3

Frage 240

Richtige Aussagen zur Innervation des Herzens:

1) durch N. vagus und Sympathikus
2) nur durch den Vagusnerv
3) Vaguswirkung durch Azetylcholin
4) Sympathikuswirkung durch Noradrenalin und Adrenalin
5) die Vaguswirkung ist erregend
6) die Sympathikuswirkung ist depressorisch
7) das Herz steht ständig unter einem Vagotonus
8) das Herz schlägt nicht mehr bei völliger Abtrennung vom Nervensystem

O A) 1+5+6+8 O B) 2+3+7 O C) 2+3+5+6 O D) 1+3+4+7 O E) 1+3+4+8

Frage 241

Die Pfortader erhält ihr Blut:

O A) nur aus den Venen des Magens
O B) nur aus den Venen des Dickdarms
O C) aus den Venen des Magen- und Darmtraktes
O D) aus der unteren Hohlvene

---

239 = D; 240 = D; 241 = C

Frage 242
Die Registrierung der Herztöne nennt man:

O A) Elektrokardiogramm
O B) Ballistokardiogramm
O C) Phonokardiogramm
O D) Mechanokardiogramm

Frage 243
Richtige Aussagen zur Herzaktion:

1) in der Kammersystole fließt das Blut aus den Vorhöfen in die Kammern
2) beide Vorhöfe und Kammern arbeiten synchron, d.h. Systole und Diastole laufen jeweils gleichzeitig ab
3) in der Vorhofdiastole fließt aus den Hohlvenen bzw. aus den Lungenvenen das Blut in die Vorhöfe
4) während der Vorhofsystole ist die Mitralklappe normalerweise geschlossen
5) wenn sich die Herzkammern zusammenziehen, erschlaffen beide Vorhöfe
6) wenn sich die Herzkammern zusammenziehen, kontrahieren sich beide Vorhöfe

O A) 1+5+6 O B) 2+3+6 O C) 3+4 O D) 2+3+5 O E) 2+5+6

Frage 244
Welche Aussage ist richtig:

O A) die Koronararterien gehen aus der aufsteigenden Aorta (A. ascendens) ab
O B) die rechte Schlüsselbeinarterie (A. subclavia dextra) geht aus der aufsteigenden Aorta ab
O C) der Truncus brachiocephalicus versorgt die linke Kopfhälfte und den linken Arm
O D) die Bauchhöhlenschlagader (Truncus coeliacus) ist der dritte Ast der Bauchaorta (Aorta abdominalis)

---

242 = C; 243 = D; 244 = A

Frage 245
Die Herzfrequenz nimmt ab bei:

O A) erhöhtem Schädelinnendruck
O B) Muskelarbeit
O C) erhöhter Adrenalinausschüttung

Frage 246
Kreuzen Sie alle zutreffenden Aussagen an:

O A) der Rückstrom des Blutes zum Herzen erfolgt hauptsächlich durch den Kapillardruck
O B) Muskelarbeit verhindert den Rückstrom des Blutes zum Herzen
O C) die Venenwand kann durch aktive Zusammenziehung den Rückstrom des Blutes zum Herzen unterstützen
O D) die Richtung des venösen Blutstromes wird durch die Venenklappen bestimmt

---

Frage 247
Was sind Arterien:

O A) alle Gefäße die Blut vom Herzen in die Peripherie transportieren
O B) alle Gefäße die sauerstoffreiches Blut transportieren
O C) alle Gefäße die Blut zum Herzen transportieren
O D) alle Gefäße die sauerstoffarmes Blut transportieren

Frage 248
Der Blutdruck ist abhängig von:

O A) der Beschleunigung der Blutsenkung
O B) der Elastizität der Gefäßwände
O C) dem Herzminutenvolumen
O D) dem Atemzugvolumen
O E) der Gesamtblutmenge

---

245 = A; 246 = C,D; 247 = A; 248 = B,C,E

Frage 249

Was versteht man unter Extrasystolen:

O A) einen unregelmäßigen Herzschlag
O B) einen erhöhten Blutdruck
O C) einen vorzeitig einfallenden Sonderschlag
O D) einen verlangsamten Herzschlag
O E) einen schnellen Herzschlag

Frage 250

Wo liegt der Sinusknoten:

O A) in der Aorta
O B) in der linken Herzkammer
O C) im rechten Herzvorhof
O D) am Anfang der Lungenarterie
O E) in der rechten Herzkammer
O F) im linken Herzvorhof

Frage 251

Die Pfortader (Vena portae):

O A) mündet in die obere Hohlvene
O B) mündet in die Leberarterie
O C) sammelt Blut aus dem Darmbereich
O D) mündet in die untere Hohlvene
O E) mündet in die Leber
O F) mündet in die Aorta

Frage 252

Wodurch wird die Herzmuskulatur ernährt:

O A) durch das Blut aus den Kammern und Vorhöfen
O B) durch das Blut aus den Herzkranzarterien (Koronararterien)
O C) durch das Blut aus den Herzkranzvenen
O D) nur durch Lymphgefäße der Herzmuskulatur (Myokardlymphe)

---

249 = C; 250 = C; 251 = C,E; 252 = B

Frage 253
Beschreiben Sie Lage, Aufbau und Aufgaben der Lymphknoten:

Lage
* liegen einzeln oder in Gruppen (regionäre Lymphknotengruppen) in den Bahnen der Lymphgefäße
* Lymphgefäße dienen dem Rücktransport der Gewebsflüssigkeit zum herznahen Kreislaufsystem

Aufbau
* erbsenförmige Knötchen
* jeder Lymphknoten enthält mehrere zuführende Lymphgefäße und ein bis zwei weiterführende Lymphgefäße
* außen sind die Lymphknoten von einer bindegewebigen Kapsel umgeben, von der Bälkchen (Trabekel) in das Innere des Lymphknotens ragen
* zwischen den Trabekeln befindet sich retikuläres Bindegewebe mit lymphatischem Gewebe

Aufgaben
* Filterstation für die Lymphflüssigkeit (Phagozytose)
* Bildungsstätte für Lymphozyten

Frage 254
Beschreiben Sie Lage, Aufbau und Aufgaben der Milz (Lien)

Lage
* linker Oberbauch
* intraperitoneal
* Längsachse in Höhe der 10. Rippe
* Größe: 12cm x 8cm x 3 cm

Aufbau
* rote Pulpa (weiches, faserartiges Gewebe) bestehend aus lymphatischem Gewebe, Bluträumen (Milzsinus) und Retikulumzellen
* weiße Pulpa (Gesamtheit des retikulären Bindegewebes und des lymphatischen Gewebes)

Aufgaben
* Blutspeicherung (Erythrozytenspeicherung im Milzsinus)
* Bildung von Lymphozyten
* Abbau überalterter Erythrozyten (durch die Retikulumzellen der roten Pulpa)

* Eisenspeicherung (Speicherung des freiwerdenden Eisens beim Erythrozytenabbau)
* Abwehrfunktion (Phagozytose der Retikulumzellen)

Frage 255

Beschreiben Sie Lage, Aufbau und Aufgaben der Thymusdrüse (Bries):

Lage

* im Mediastinum
* über dem Herzbeutel

Aufbau

* 30-40 Gramm schweres (schwammiges) Organ bei Kindern und Jugendlichen
* unwesentlicher, im Thymusfett eingebetteter Thymusrest beim Erwachsenen

Aufgaben

* wichtigster Lymphozytenbildner beim Neugeborenen

Frage 256

Ordnen Sie die nachfolgenden Aussagen den jeweiligen Körperflüssigkeiten zu:

1) 15% des Körpergewichtes
2) 5% des Körpergewichtes
3) 40-45% des Körpergewichtes
4) 20% des Körpergewichtes
5) Körperflüssigkeit außerhalb der Zellen
6) Flüssigkeit in den Zellen
7) Flüssigkeit innerhalb der Blutgefäße
8) Flüssigkeit zwischen den Zellen und in den Lymphgefäßen

A) extrazelluläre Flüssigkeit
B) intrazelluläre Flüssigkeit
C) intravasale Flüssigkeit
D) interstitielle Flüssigkeit

A..........B..........C..........D..........

---

256 = A=4,5; B=3,6; C=2,7; D=1,8

Frage 257

Richtige Aussagen zum Lymphsystem:

1) Lymphe bildet sich aus der Gewebsflüssigkeit
2) die Lymphe enthält hauptsächlich Eiweiß
3) die Lymphgefäße sind alle klappenlos
4) die tägl. Lymphbildung beträgt ca. 2-3 Liter
5) die Lymphflüssigkeit wird in den Lymphknoten gefiltert
6) im Lymphknoten werden Lymphozyten aus den Lymphgefäßen ausgefiltert
7) im Lymphknoten befindet sich retikuläres Bindegewebe
8) der Milchbrustgang mündet direkt im rechten Vorhof

0 A) 1+2+8 0 B) 2+4+6+7 0 C) 2+3+5 0 D) 1+4+5+7 0 E) 1+3+4

Frage 258

Der Milchbrustgang (Ductus thoracicus) mündet in:

0 A) den rechten Vorhof
0 B) die obere Hohlvene
0 C) den Angulus venosus sinister
0 D) den Angulus venosus dexter

Frage 259

Welche Aussagen sind richtig:

1) in den Lymphgefäßen fließt sauerstoffreiches Blut
2) die großen Lymphgefäße münden in die rechte und linke Vena subclavia
3) die Lymphflüssigkeit enthält weniger Eiweiß als das Blut
4) die Lymphflüssigkeit enthält ca. 4-5 Mill. Erythrozyten/ml
5) der Eiweißgehalt der Lymphe ist wesentlich höher als der des Blutes
6) die Lymphflüssigkeit wird in den Lymphknoten von körperschädigenden Stoffen (z.B. Bakterien) befreit

0 A) 1+3+5 0 B) 1+2+4 0 C) 2+3+6 0 D) 3+6 0 E) 2+3+5

---

257 = D; 258 = C; 259 = C

Frage 260

Richtige Aussagen zur Milz:

1) die sog. "weiße Milzpulpa" besteht aus lymphatischem Gewebe
2) die Milz liegt im rechten Oberbauch
3) die Milz liegt retroperitoneal
4) die sog. "rote Milzpulpa" besteht aus blutgefüllten Hohlräumen
5) die Milz wiegt normalerweise ca. 500 Gramm
6) die Milz hat eine Länge von ca. 25 cm in Form einer liegenden Pyramide

O A) 1+4 O B) 1+4+6 O C) 2+4+5 O D) 1+3+4 O E) 2+5+6

Frage 261

Welche Aufgaben gehören zum Lymphsystem:

O A) die Verhinderung einer Ausbreitung von Bakterien und Entzündungsstoffen im Organismus
O B) die Hämoglobinbildung
O C) die Resorption von Nährstoffen
O D) der Transport von Stoffwechselschlacken

Frage 262

Zu den Aufgaben der Milz gehören:

O A) die Bildung von Erythrozyten
O B) die Bildung von Insulin
O C) die Bildung von Lymphozyten
O D) die Blutspeicherung

Frage 263

Das Lymphsystem transportiert vorwiegend:

O A) Eiweiß
O B) Fett
O C) Kohlenhydrate

---

260 = A; 261 = A,C,D; 262 = C,D; 263 = B

Frage 264
Beschreiben Sie die Organe der oberen und unteren Atemwege:

Nase
* Nasenscheidewand (Septum) teilt die Nasenhöhle in zwei Hälften
* Nasenschleimhaut mit stark ausgeprägtem Venengeflecht
* Riechzellen in der oberen Nasenmuschel
* Choanen (Übergang der Nasenhöhlen zum Rachenraum)

Nasennebenhöhlen
(sind durch feine Gänge mit der Nasennebenhöhle verbunden)
* Stirnbeinhöhlen
* Keilbeinhöhlen
* vordere Siebbeinzellen
* hintere Siebbeinzellen
* Oberkieferhöhlen

Rachen (Pharynx)
(liegt zwischen Choanen und Kehlkopf und stellt einen gemeinsamen Raum für die Luft- und Speisewege dar)
* oberer Rachenraum mit Rachenmandeln und Verbindungsgang zur Paukenhöhle der Ohren (Ohrtrompete)
* mittlerer Rachenraum
* unterer Rachenraum

Kehlkopf (Larynx)
(bildet den Eingang zur Luftröhre und hat die Aufgabe des reflektorischen Verschlusses der Atemwege und der Stimmbildung)
* Kehlkopfskelett bestehend aus Ringknorpel, Schildknorpel, Kehldeckelknorpel und den beiden Stellknorpeln
- Stimmbildung
  * Tonbildung durch die Stimmbänder
  * Sprachlautbildung durch Zunge, Lippen, Zähne und Gaumen
  * Klangfarbe durch die Resonanzräume (Nasenhöhlen, Nasennebenhöhlen und Mundhöhle)
  * Steuerung der Sprachbildung durch das motorische Sprachzentrum

Luftröhre (Trachea)
(beginnt unterhalb des Ringknorpels und endet mit ihrer Verzweigung in die beiden Stammbronchien)
* ca. 10 - 15 cm lang

* liegt vor der Speiseröhre
* 16-20 hufeisenförmige Knorpelspangen bilden das Gerüst der Trachea und verhindern das Kollabieren der Trachea während der Inspiration
* die innere Auskleidung (mehrschichtiges Flimmerepithel mit eingestreuten Becherzellen) dient der Erwärmung, Reinigung und Anfeuchtung der Einatmungsluft

Bronchien

(beginnen an der Bifurkation der Trachea und enden mit ihren Aufästelungen in den Lungenbläschen)

* bestehen aus Knorpelspangen, glatter Muskulatur und mehrschichtigem Flimmerepithel

- Bronchialbaum
  * Hauptbronchus (Stammbronchus) rechts und links, tritt durch den Lungenhilus in die Lunge ein
  * Lappenbronchus (rechts drei, links zwei)
  * Segmentbronchien (rechts zehn, links zehn)
  * Endbronchien (ohne Knorpelspangen)
  * Atmungsbronchien (ohne Knorpelspangen)
  * Alveolargänge (ohne Knorpelspangen)
  * Alveolarsäckchen (münden in die Lungenbläschen)
  * Alveolen (Lungenbläschen)

Alveolen

(ermöglichen den Gasaustausch)

* bestehen aus einschichtigem Plattenepithel

Frage 265

Nennen Sie die physiologischen Aufgaben der Nase und der Nasennebenhöhlen:

Erwärmung der Atemluft

* stark durchblutete Nasenschleimhaut (Venengeflecht)

Anfeuchtung der Atemluft

* Sekretion der Becherzellen
* Sekretion der Nasenschleimhautzellen
* Tränenflüssigkeit aus dem Tränennasengang

Säuberung der Atemluft

* Schleimüberzug wirkt als Haftsubstanz für Staubpartikel und Fremdkörper
* Flimmerhaare transportieren Schleim und Staub in Richtung Rachen

Riechfunktion

* Riechzellen in der oberen Nasenmuschel (Riechfeld)

Resonanzraum für die Stimme

* Nasennebenhöhlen

Frage 266

Beschreiben Sie Lage und Aufbau der Lungen:

Lage:

* untere Grenze: Zwerchfell (Diaphragma)
* obere Grenze: 1. Rippe, Schlüsselbein
* seitliche Grenze: Rippen, Zwischenrippenmuskulatur
* mediale Grenze: Mittelfellraum (Mediastinum)

Aufbau:

Lungenwurzel (Lungenhilus)

* Eintrittsstelle für: Stammbronchus
  Bronchialarterien
  Lungenarterien
  Nerven
* Austrittsstelle für: Stammbronchus
  Bronchialvenen
  Lungenvenen
  Nerven
  Lymphgefäße

rechter Lungenflügel

* drei Lungenlappen (Oberlappen, Mittellappen, Unterlappen) durch Interlobärspalten getrennt (jeder Lappen wird durch einen Lappenbronchus versorgt)
* 10 Lungensegmente (jedes Segment wird durch einen Segmentbronchus versorgt)
* Segmente sind in Lungenläppchen (Lobuli) aufgeteilt
* Lobuli bestehen aus mehreren Lungenbläschen (Alveolen)

linker Lungenflügel

* zwei Lungenlappen (Oberlappen, Unterlappen)
* 10 Lungensegmente
* Lungenläppchen
* Lungenbläschen (0,2-0,5 mm Durchmesser)

Brustfell (Pleura)

* Pleura visceralis (Lungenfell) hüllt die Lunge ein und geht am Lungenhilus in das Rippenfell über
* Pleura parietalis (Rippenfell) kleidet die gesamte Wand der Pleurahöhle aus
* Pleuraspalt (mit seröser Flüssigkeit benetzter Spalt zwischen Rippenfell und Lungenfell)

Frage 267

Erklären Sie den Vorgang der Ein- und Ausatmung:

Einatmung (Inspiration)

* Kontraktion des Zwerchfells und der Zwischenrippenmuskulatur führen zur Ausweitung des Thoraxraumes (Atemhilfsmuskulatur kann den Vorgang verstärken)
* zunehmender Unterdruck im Pleuraspalt erweitert die Lunge und führt zum Unterdruck in der Lunge
* zum Ausgleich des Unterdruckes in der Lunge wird Luft angesaugt (Inspiration)

Ausatmung (Exspiration)

* Erschlaffung des Zwerchfells und der Zwischenrippenmuskulatur führen zur Verkleinerung des Brustkorbes (Vorgang kann durch die Bauchpresse verstärkt werden)
* Zusammenziehen der elastischen Lungenfasern ermöglicht das Auspressen der Atemluft (Exspiration)

Frage 268

Nennen Sie die wichtigsten Atemwerte:

Atemfrequenz

* Anzahl der Atemzüge pro Minute (Ein- und Ausatmung ist ein Atemzug)
* Erwachsene 16 - 20 Atemzüge/Minute

Respirationsluft (Atemzugvolumen)

* Luft, die pro Atemzug eingeatmet wird
* 500 ml

Atemminutenvolumen

* Luft, die in einer Minute ein- bzw. ausgeatmet wird
* Atemfrequenz x Atemzugvolumen = Atemminutenvolumen

Totraumluft

* Luft zwischen Nasenöffnung und Bronchien, die nicht direkt an der äußeren Atmung beteiligt ist
* in Ruhe ca. 66% des Atemzugvolumens

Vitalkapazität (maximales Atemvolumen)

* Luftvolumen, das nach tiefster Einatmung ausgeatmet werden kann (ca. 3,5 bis 6 Liter)
* Vitalkapazität setzt sich zusammen aus:
  Respirationsluft
  inspiratorischem Reservevolumen
  exspiratorischem Reservevolumen

Atemstoß

* Luftvolumen, das nach tiefster Einatmung in der ersten Sekunde ausgeatmet werden kann (ca. 66% der Vitalkapazität)

Atemgrenzwert

* größtmögliche Atemluftmenge, die in einer Minute eingeatmet werden kann (ca. das 18- bis 20 fache der Vitalkapazität)

Frage 269

Nennen Sie die Zusammensetzung der Einatmungsluft und Ausatmungsluft:

Einatmungsluft

* Sauerstoff	21%
* Stickstoff	78%
* Edelgase	1%
* Kohlendioxid	0,03%

Ausatmungsluft

* Sauerstoff	16%
* Stickstoff	78%
* Edelgase	1%
* Kohlendioxid	4%

Frage 270

Ordnen Sie die Organe den entsprechenden Luftwegen zu:

1) Kehlkopf
2) Luftröhre
3) Nase
4) Bronchien
5) Bronchiolen
6) Rachen

A) obere Luftwege B) untere Luftwege

A....................B.....................

Frage 271

Ordnen Sie die genannten Höhlen dem anatomischen Raum zu, mit dem sie eine Verbindung haben:

1) Paukenhöhle
2) Stirnbeinhöhle
3) vordere und hintere Siebbeinzellen
4) Keilbeinhöhle
5) Oberkieferhöhle

A) Nasenhöhle B) Rachenhöhle

A....................B.....................

Frage 272

Tonbildung, Klangfarbe und Sprachlautbildung entstehen durch:

1) Nasenhöhle
2) Zähne
3) Nasennebenhöhlen
4) Lippen
5) Stimmbänder
6) Gaumen
7) Zunge
8) Rachen
9) Mund

A) Tonbildung B) Klangfarbe C) Sprachlautbildung

A............B............C...............

---

270 = A=3,6; B=1,2,4,5 271 = A=2,3,4,5; B=1
272 = A=5; B=1,3,8,9; C=2,4,6,7

Frage 273

Welche Organe treten in den Lungenhilus ein, bzw. aus dem Lungenhilus aus:

1) Hauptbronchus
2) Lungenarterie
3) Lungenvene
4) Nerven
5) Lymphgefäße

A) eintretende Organe
B) austretende Organe

A.....................B.....................

Frage 274

Ordnen Sie die Reihenfolge der Atemwege:

A) Nase
B) Kehlkopf
C) Bronchiolus
D) Luftröhre
E) Rachen
F) Alveolen
G) Bronchus
H) Lungenbläschengang

A =1 B....C....D....E....F....G....H....

Frage 275

Gasbestandteile der Einatmungsluft und Ausatmungsluft:

1) 78-79% Stickstoff
2) 21% Sauerstoff
3) 0.03% Kohlendioxid
4) 16% Sauerstoff
5) 4% Kohlendioxid

A) Einatmungsluft
B) Ausatmungsluft

A.....................B.....................

---

273 = A=1,2,4; B=1,3,4,5

274 = A=1; B=3; C=6; D=4; E=2; F=8; G=5; H=7

275 = A=1,2,3; B=1,4,5

Frage 276
Welche Aussagen sind richtig? Bei der Atmung:

1) wird Sauerstoff in das Blut aufgenommen und Kohlendioxid wird abgeatmet
2) werden Sauerstoff und Kohlendioxid durch Diffusion aufgenommen
3) spielt das Zwerchfell eine untergeordnete Rolle
4) enthält die Ausatemluft noch 16% Sauerstoff
5) steuert das Atemzentrum die Atemzüge über den Kohlendioxid-Druck-Anstieg im Blut
6) wird der Einatemimpuls durch einen Abfall des Kohlendioxid-Druckes ausgelöst

0 A) 1+2 0 B) 2+4+6 0 C) 2+3+6 0 D) 1+4+5

Frage 277
Die Bronchioli:

0 A) stellen das Aufteilungsgebiet eines Lungenläppchens dar
0 B) gehen aus den kleinen Bronchien hervor und sind knorpelfrei
0 C) sind mit Knorpelplättchen versteift
0 D) sind die Atmungskammern der Lunge
0 E) ermöglichen durch Wanddiffusion die Aufnahme von Sauerstoff

---

Frage 278
Welche der genannten Meßgrößen gehören zur Vitalkapazität:

1) Atemzugvolumen
2) inspiratorisches Atemreservevolumen
3) exspiratorisches Atemreservevolumen
4) Residualvolumen

0 A) 1+2+3 0 B) 2+3+4 0 C) 1+3+4 0 D) 1+4

---

276 = D; 277 = B; 278 = A

Frage 279

Das Zwerchfell erfüllt folgende Aufgaben:

O A) Bewegung der Rippen
O B) Unterstützung der Magenperistaltik
O C) Mithilfe bei der Bauchpresse
O D) Mithilfe bei der Ein- und Ausatmung

Frage 280

Pro Minute verbraucht eine Normalperson an Sauerstoff:

O A) 100 - 200 ml
O B) 500 - 600 ml
O C) 200 - 300 ml

Frage 281

Die Einatmung (Inspiration) wird erreicht durch:

O A) Kontraktion der inneren Zwischenrippenmuskulatur
O B) Kontraktion der äußeren Zwischenrippenmuskulatur
O C) Kontraktion des Zwerchfells
O D) Anspannen der Bauchmuskultur

Frage 282

Die Ausatmung (Exspiration) wird erreicht durch:
O A) Kontraktion der inneren Zwischenrippenmuskulatur
O B) Kontraktion der äußeren Zwischenrippenmuskulatur
O C) Erschlaffen des Zwerchfells

Frage 283

Die Lungenatmung dient hauptsächlich:
O A) der Kühlung des Blutes
O B) der Reinigung des Blutes
O C) dem Gasaustausch
O D) der Sprachbildung

---

279 = C,D; 280 = C; 281 = B,C, 282 = A,C; 283 = C

Frage 284
Nennen Sie die Verdauungsorgane, von der Mundhöhle bis zum Darmausgang, in der richtigen Reihenfolge:

* Mundhöhle (Cavum oris)
* Speiseröhre (Ösophagus)
* Magen (Ventriculus / Gaster)
* Zwölffingerdarm (Duodenum)
* Leerdarm (Jejunum)
* Krummdarm (Ileum mit Bauhin´scher Klappe)
* Blinddarm (Caecum) mit Wurmfortsatz (Appendix)
* aufsteigender Dickdarm (Colon ascendens)
* querverlaufender Dickdarm (Colon transversum)
* absteigender Dickdarm (Colon descendens)
* Sigmaschleife (Colon sigmoideum)
* Mastdarm (Rectum)
* After (Anus)

Frage 285
Nennen Sie die Aufgaben des Verdauungstraktes:

* Aufnahme der Nahrung (Mund)
* mechanische Zerkleinerung (Kauapparat)
* chemischer Abbau (Verdauungsdrüsen)
* hormonale Steuerung (Magen, Darm, Pankreas)
* Gleitfähigmachen der Nahrung (Schleimdrüsen)
* Durchmischen mit Verdauungssäften und Weitertransport (Muskulatur des Verdauungstraktes)
* Abwehrfunktion (lymphatischer Schlundring und Salzsäure des Magens)
* Resorption (Darmoberfläche)
* Restausscheidung (Mastdarm)

Frage 286
Beschreiben Sie die Organe der Mundhöhle:

Mundspeicheldrüsen (paarig angeordnete Drüsen)

* Unterzungendrüse (Glandula sublingualis) liegt zwischen der Muskulatur des vorderen Mundbodens (produziert sero-mukösen Schleim)

* Unterkieferdrüse (Glandula submandibularis) liegt am hinteren Mundboden im Kieferwinkel (produziert mukösen Schleim)
* Ohrspeicheldrüse (Glandula parotis) liegt vor dem Ohrläppchen über der Kaumuskulatur (Ausführungsgang in der Wangenschleimhaut - produziert serösen Speichel mit Amylase)

Zunge (Lingua)

* besteht aus quergestreifter Muskulatur
* chemische Kontrolle der Nahrung (bitter, sauer, salzig, süß)
* taktile Kontrolle der Nahrung (heiß, kalt, stumpf, spitz)
* mechanische Mitwirkung beim Saugen, Kauen, Schlucken und Sprechen

Zähne (Dens)

* insgesamt 32 Zähne
* Oberkiefer: 4 Schneidezähne
  2 Eckzähne
  4 vordere kleine Backenzähne
  6 hintere große Mahlzähne (Molaren)
* Unterkiefer: 4 Schneidezähne
  2 Eckzähne
  4 vordere kleine Backenzähne
  6 hintere große Mahlzähne (Molaren)

- Zahnaufbau
  * Krone (frei aus dem Zahnfleisch hervorragender Teil)
  * Hals (zwischen Zahnfleisch und Knochen)
  * Wurzel (fest im Kiefer verankerter Teil)
  * Pulpahöhle (kanalartiger Hohlraum im Zahn mit Blutgefäßen, Nerven und Lymphgefäßen)
  * Dentin (innere Hartsubstanz des Zahnes)
  * Zement (Dentinüberzug im Zahnwurzelbereich)
  * Schmelz (Dentinüberzug im Bereich der Zahnkrone)

Frage 287
Beschreiben Sie Lage, Form, Aufbau und Aufgaben des Magens:

Lage des Magens
* zum größten Teil im linken Oberbauch unter der Zwerchfellkuppe
* intraperitoneal

Form des Magens

Magenmund (Cardia)

* Übergang der Speiseröhre zum Magen

Magengrund (Fundus)

* meist mit Luft gefüllter Blindsack über dem Magenmund

Magenkörper (Corpus ventriculi)

* mit kleiner Kurvatur (medial gelegene Krümmung zwischen Cardia und Pylorus) und großer Kurvatur (lateral gelegene Krümmung zwischen Fundus und Pylorus)

Magenhöhle (Antrum pyloricum)

* Vorraum des Magenpförtners

Magenausgang (Pylorus)

* Schließmuskel zwischen Magen und Zwölffingerdarm

Aufbau des Magens

Schleimhaut (Mucosa, tunica)

* Hauptzellen produzieren die Fermente Pepsinogen und Kathepsinogen für die Eiweißspaltung (bei Säuglingen das Labferment)
* Belegzellen produzieren Salzsäure für die Denaturierung der Eiweiße, für die Aktivierung von Pepsinogen, sowie für die Desinfektion der Nahrung
* Nebenzellen produzieren alkalischen Schleim der den Magen vor der Selbstverdauung schützt und den sogenannten Intrinsic factor, der für die Vitamin-B-12-Resorption notwendig ist (Blutbildung)

Muskelschicht (Tunica muskularis)

* glatte Muskulatur für die Magenperistaltik, die aus Längs-, Ring- und Schrägmuskelfasern aufgebaut ist

Bauchfell (Peritoneum)

* außen ist der Magen vollständig vom Peritoneum überzogen
* die kleine Kurvatur ist durch das "Kleine Netz" mit der Leber verbunden
* an der großen Kurvatur ist das "Große Netz" (Schürze) befestigt

Aufgaben des Magens

* Auffangreservoir für die Nahrung
* Durchmischen der Nahrung mit Magensaft
* Desinfektion der Nahrung durch Salzsäure
* Andauung der Speise
* Resorptionsvorbereitung für das Vitamin B 12
  (Intrinsic factor - Extrinsic factor)
* Weitertransport der Nahrung

Frage 288
Beschreiben Sie Lage, Form und Aufbau des Zwölffingerdarmes (Duodenum):

Lage

* schließt an den Magenpförtner an
* liegt überwiegend im rechten Oberbauch
* liegt, mit Ausnahme des Anfangsteiles, retroperitoneal

Form

* liegt wie ein C um den Kopf der Bauchspeicheldrüse
* Bulbus duodeni (liegt unmittelbar hinter dem Magenpförtner)
* absteigender Teil (Pars descendens) mit Vater´scher Papille (Mündungsstelle für den Pankreasgang und den Gallengang)
* aufsteigender Teil (mündet in den Leerdarm)

Aufbau

Peritoneum (Bauchfell)
* äußerer Überzug

Muscularis (Muskelschicht)
* unwillkürliche Muskulatur
* Längs- und Ringmuskelschicht

Mucosa (Schleimhaut)
* Kerckring´sche Falten
* Zotten (Villi) und Bürstensaum
* Lieberkühn´sche Krypten und Brunner´sche Drüsen (münden zwischen den Zotten)

Frage 289

Nennen Sie die wesentlichen Merkmale des Dünn- und Dickdarmes:

Dünndarm (Duodenum, Jejunum, Ileum)

* ca. 4 - 5 m lang
* kleinlumig
* Schleimhaut mit Falten und Zotten
* außen glattwandig

Dickdarm (Blinddarm, aufsteigender Dickdarm, Quercolon, absteigender Dickdarm, Sigmaschlinge)

* ca. 1,5 m lang
* großlumig
* Haustren (Ausbuchtungen zwischen den Tänien)
* Tänien (längsverlaufende Muskel-Sehnenbänder)
* kleine Fettläppchen (längs der Tänien angeheftet)

Frage 290

Geben Sie eine Übersicht über die Verdauungsvorgänge:

Mund

* mechanische Zerkleinerung der Speisen
* Einspeichelung der Speise
* Nahrungstransport zur Speiseröhre (Schluckakt)

- Fermentwirkung
  * Speichelamylase der Ohrspeicheldrüse spaltet Stärke zu Maltose

Speiseröhre

* Transportfunktion

Magen

* Zwischenlagerung der Speisen
* Transportfunktion
* Denaturierung des Nahrungseiweißes durch die Salzsäure der Belegzellen
* Bakterienabtötung durch Salzsäure
* Aktivierung des Pepsinogen zu Pepsin durch Salzsäure

- Fermentwirkung
  * Pepsin und Kathepsin der Hauptzellen spaltet die denaturierten Eiweiße zu Polypeptiden

Dünndarm

* Transportfunktion
* Resorption von Aminosäuren, Monosacchariden, Fettsäuren, Glycerin, Vitaminen, Mineralien, usw.
* Gallensaft aus der Leber und Gallenblase aktiviert Pankreaslipase und emulgiert Fette

- Fermentwirkung
  * Pankreasamylase spaltet Stärke zu Maltose
  * Pankreas- und Dünndarmglucosidasen (Saccharase, Maltase, Lactase) spalten Disaccharide zu Monosacchariden (Glukose, Fruktose, Galaktose)
  * Pankreas- und Dünndarmlipase spaltet Tri- und Monoglyceride zu Glycerin und Fettsäuren
  * durch Enterokinase aktiviertes Trypsin(ogen) und Chymotrypsin(ogen) des Pankreas spalten Eiweiß zu Polypeptiden
  * Dünndarmerepsin spaltet Polypeptide zu Aminosäuren

Dickdarm

* Transportfunktion
* Wasserresorption
* Ausscheidung der Verdauungsschlacken

Frage 291

Beschreiben Sie Lage und Aufbau der Leber (Hepar):

Lage

* rechter Oberbauch
* intraperitoneal
* unter der Zwerchfellkuppe
* flächenhaft mit dem Zwerchfell verwachsen

Aufbau

Leberlappen

* venöser Strang und rundes Leberband teilen die Leber in zwei Lappen
* rechter Leberlappen (Lobus dexter) bildet den Hauptteil der Leber und wird aufgeteilt in den geschwänzten Lappen und den viereckigen Lappen
* linker Leberlappen (Lobus sinister) reicht bis unter das linke Zwerchfell

Leberhilus (Leberpforte)

* liegt auf der Unterseite (Rückseite) der Leber
* Eintrittsstelle für:
  Pfortader
  Leberarterie
  Nerven
* Austrittsstelle für:
  Gallengänge
  Lymphgefäße
  Nerven
* die Lebervene (sammelt das Blut aus der Pfortader und aus der Leberarterie) verläßt die Leber am hinteren Leberrand und mündet direkt in die untere Hohlvene

Leberläppchen (Lobuli hepatis)

* morphologische Baueinheit der Leber
* sechseckige Läppchen (1,5 mm Durchmesser) mit einer zentralgelegenen Vene (Zentralvene)
* an den Ecken der Läppchen liegen Äste der Pfortader, der Leberarterie und der Gallengänge
* die Leberläppchen bestehen aus Leberzellen (Hepatozyten), die zur Zentralvene hin eine Balkenstruktur (Leberzellbälkchen) bilden
* zwischen den Leberzellbälkchen liegen die Lebersinusoide
* in den Lebersinusoiden liegen die Kupffer´schen Sternzellen, die zum RES gehören

Gallengänge

* rechter Leberlappengang (Ductus hepaticus dexter) dient dem Abfluß der dünnflüssigen Lebergalle aus dem rechten Leberlappen
* linker Leberlappengang (Ductus hepaticus sinister) dient dem Abfluß der dünnflüssigen Lebergalle aus dem linken Leberlappen
* Lebergang (Ductus hepaticus communis) entsteht durch die Vereinigung der beiden Leberlappengänge
* Gallengang (Ductus choledochus) ist der gemeinsame Verbindungsgang des Lebergangs und des Gallenblasengangs zur Vater´schen Papille des Zwölffingerdarmes
* Gallenblasengang (Ductus cysticus) ist der Verbindungsgang zwischen Lebergang und Gallenblase

Frage 292

Nennen Sie die Aufgaben der Leber:

exkretorische Drüsenfunktion

* Bildung von ca. 1 Liter Gallensaft in 24 Stunden

Stoffwechselfunktion

* Glykogenaufbau und -abbau
* Eiweißaufbau (Albumine, Globuline, Gerinnungseiweiße)
* Umwandlung von Glycerin und Fettsäuren in Glucose
* Umwandlung von Eiweiß in Glucose
* Umwandlung von Glykogen in Fett
* Enzymbildung (SGOT, SGPT, alkalische Phosphatasen)

Entgiftungsfunktion

* Harnstoffbildung aus Ammoniak (Ausscheidung über die Nieren)
* Bindung und Ausscheidung von körpereigenen und körperfremden Stoffen (Phenol, Indol, Bilirubin, Hormone, Medikamente, Giftstoffe)
* Phagozytose von Erregern durch die Kupffer´schen Sternzellen

Speicherfunktion

* Kohlenhydrate
* Vitamine
* Eisen
* Blut

Frage 293

Beschreiben Sie Lage, Form, Abbau und Aufgabe der Gallenblase (Vesica fellea):

Lage

* liegt an der Unterseite des rechten Leberlappens
* intraperitoneal

Form

* birnenförmiges Hohlorgan
* ca. 8 - 10 cm lang
* ca. 50 ml Fassungsvermögen

Aufbau

* Gallenblasengrund (Fundus)
* Gallenblasenkörper (Corpus)
* Gallenblasenhals (Collum), Mündungsstelle für den Gallenblasengang
* die Gallenblasenwand besteht aus Schleimhaut, Muskulatur und Serosa

Aufgaben

* Speicherorgan für die in der Leber gebildete, dünnflüssige Lebergalle
* Konzentration des Gallensaftes durch Wasserentzug (Eindickung bis auf ein Zehntel des ursprünglichen Volumens)
* Abgabe von konzentrierter Blasengalle nach Aufnahme von Fetten (Reizung erfolgt durch das im Duodenum gebildete Hormon Cholezystokinin)

Frage 294
Beschreiben Sie Lage, Form, Aufbau und Aufgaben der Bauchspeicheldrüse (Pankreas):

Lage

* quer im Oberbauch in Höhe des 1. Lendenwirbels
* retroperitoneal

Form

* schmales längliches Organ (daumendick)
* 15 - 20 cm lang
* 60 - 100 Gramm schwer

Aufbau

* Einteilung in Kopf, Körper und Schwanz
* Kopf (liegt in der hufeisenförmigen Öffnung des Zwölffingerdarmes)
* Körper (schließt sich nach links an den Kopf an)
* Schwanz (das Schwanzende erreicht die Milz)
* Pankreasgang (Ductus pankreaticus) durchzieht die gesamte Bauchspeicheldrüse und mündet an der Vater´schen Papille in den Zwölffingerdarm
* Langerhans´sche Inseln (Drüsen mit innerer Sekretion) bestehend aus 20% A-Zellen und 80% B-Zellen
* tubulo-acinöse Drüsen (Drüsen mit äußerer Sekretion) sind mit dem Pankreasgang verbunden

Aufgaben

exokrine Funktion

* Absonderung von 500 - 1000 ml Pankreassaft
* Fermentbildung zur Eiweißverdauung (Trypsin, Chymotrypsin, Erepsin)
* Fermentbildung zur Kohlenhydratverdauung (Amylase, Saccharase, Maltase, Laktase)
* Ferment zur Fettverdauung (Pankreaslipase)

endokrine Funktion

* Bildung von Insulin in den B-Zellen
* Bildung von Glukagon in den A-Zellen

Frage 295

Ordnen Sie die Aussagen zum Zahnaufbau dem entsprechenden Zahnanteil zu:

1) der aus dem Zahnfleisch hervorragende Zahnanteil
2) Schutzschicht der Zahnkrone
3) kanalartiger Hohlraum im Zahn, mit Blut- und Lymphgefäßen sowie Nerven
4) Zahnbein (knochenähnliches Gewebe)
5) der vom Zahnfleisch eingefaßte Zahnanteil

A) Zahnschmelz
B) Pulpahöhle
C) Dentin
D) Zahnkrone
E) Zahnhals

A.......B.......C.......D.......E...........

Frage 296

Das Dauergebiß umfaßt je Kieferhälfte:

1) eins
2) zwei
3) drei

A) Schneidezähne
B) Eckzähne
C) vordere kleine Backenzähne
D) hintere große Backenzähne

A.........B.........C.........D.........

---

295 = A=2; B=3; C=4; D=1; E=5;

296 = A=2; B=1; C=2; D=3

Frage 297

Ordnen Sie den genannten Drüsen das Verdauungsorgan zu, in welches sie ihr Exkret abgeben:

1) Belegzellen
2) Glandula sublingualis
3) Hauptzellen
4) Glandula parotis
5) Nebenzellen
6) Glandula submandibularis
7) Brunnersche Drüsen
8) Lieberkühnsche Drüsen
9) Pankreas

A) Mundhöhle
B) Magen
C) Dünndarm

A.............B.............C...............

Frage 298

Ordnen Sie den aufgeführten Organen die passenden Merkmale zu:

1) Hauptzellen
2) Falten u. Zotten
3) Lieberkühnsche Drüsen
4) Belegzellen
5) Krypten
6) Nebenzellen
7) Haustren
8) Vatersche Papille
9) Taenien

A) Magen
B) Duodenum
C) Jejunum/Ileum
D) Dickdarm

A.........B.........C.........D.........

Frage 299

Bestimmen Sie die Reaktion der Verdauungssäfte:

1) Speichel
2) Magensaft
3) Gallensaft
4) Pankreassaft
5) Duodenalsaft

A) alkalisch
B) sauer

A..................B....................

---

297 = A=2,4,6; B=1,3,5; C=7,8,9
298 = A=1,4,6; B=3,8; C=2,5; D=7,9
299 = A=1,3,4,5; B=2

Frage 300

Ordnen Sie die Verdauungsorgane in der richtigen Reihenfolge:

A) Mundhöhle	1
B) Jejunum	...
C) Colon transversum	...
D) Rectum	...
E) Ileo-Coecal-Klappe	...
F) Colon ascendens	...
G) Oesophagus	...
H) Colon sigmoides	...
J) Cardia	...
K) Gaster	...
L) Pylorus	...
M) Colon descendens	...
N) Ileum	...
O) Duodenum	...
P) Caecum	...

Frage 301

Ordnen Sie den Organen ihre Sekrete zu:

1) Salzsäure	A) Mundspeicheldrüsen
2) Saccharase	B) Hauptzellen
3) Pepsinogen	C) Belegzellen
4) Speichelamylase	D) Bauchspeicheldrüse
5) Maltase	E) Dünndarmdrüsen
6) Pankreasamylase	
7) Laktase	
8) Trypsinogen	
9) Diastase	
10) Lipase	

A.......B.......C.......D.......E.......

---

300 = A=1; B=7; C=12; D=15; E=9; F=11; G=2; H=14; J=3; K=4; L=5; M=13; N=8; O=6; P=10

301 = A=4; B=3, C=1; D=2,5,6,7,8,9,10; E=2,5,7

Frage 302

Die Aufspaltung der einzelnen Nährstoffe erfolgt durch:

1) Pepsin
2) Maltase
3) Kathepsin
4) Trypsin
5) Laktase
6) Lipase
7) Erepsin
8) Amylase
9) Saccharase

A) Kohlenhydrate
B) Fette
C) Eiweiße

A.............B.............C...............

Frage 303

Ordnen Sie den Organen die richtige Beschreibung zu:

1) Bauchfellfalte, zwischen Eingeweidefläche der kleinen Kurvatur des Magens und der Leber
2) kleidet die Bauchhöhle aus und bedeckt die in der Bauchhöhle gelegenen Organe
3) schürzenförmige Bauchfalte, die von der großen Kurvatur des Magens und dem Colon transversum ausgeht und über die Dünndarmschlingen ausgebreitet ist
4) Aufhängeband, welches Jejunum und Ileum an den hinteren Bauchfellblättern aufhängt
5) Aufhängeband, welches den Dickdarm an der hinteren Bauchwand befestigt

A) Peritoneum
B) Mesenterium
C) Mesocolon
D) Omentum majus
E) Omentum minus

A.......B.......C.......D.......E.......

---

302 = A=2,5,8,9; B=6; C=1,3,4,7

303 = A=2; B=4; C=5; D=3; E=1

Frage 304

Welche Organe treten in die Leberpforte ein, bzw. aus der Leberpforte aus:

1) Lebervene
2) Lymphgefäße
3) Leberarterie
4) Lebergang
5) Pfortader
6) Nerven

A) eintretende Organe
B) austretende Organe

A....................B....................

Frage 305

Ordnen Sie den Organen die entsprechende Beschreibung zu:

1) Innervation durch Cholecystokinin
2) liegt intraperitoneal im rechten Oberbauch direkt unter der Zwerchfellkuppe
3) Speicherung des Gallensaftes
4) Bildung von Gallensaft
5) Speicherung von Glykogen
6) Insulinbildung
7) liegt quer im Oberbauch in Höhe des 1. Lendenwirbelkörpers
8) Umbau des Farbstoffes in den Kupfferschen Sternzellen
9) Amylasebildung

A) Leber
B) Bauchspeicheldrüse
C) Gallenblase

A.............B.............C..............

---

304 = A=3,5,6; B=1,2,4,6

305 = A=2,4,5,8; B=6,7,9; C=1,3

Frage 306

Der Magen:

0 A) ist in seiner Längsachse von links oben nach rechts unten gerichtet

0 B) liegt mit seiner Längsachse von rechts oben nach links unten

0 C) liegt retroperitoneal

0 D) wird in seinem Fundusteil von der Leber bedeckt

Frage 307

Welche Aussagen zur Physiologie des Pankreas sind richtig:

1) täglich werden ca. 2 Liter Pankreassaft produziert
2) der Sympathikus steuert die Saftbildung
3) der Vagus, sowie Sekretin und Pankreozymin-Cholezystokinin steuern die Sekretion
4) Trypsinogen und Chymotrypsinogen sind die wichtigsten Enzyme zur Fettverdauung
5) Alpha-Amylase spaltet Stärke und Glykogen
6) Pankreozymin-Cholezystokinin verringert durch Reiz den Enzymgehalt des Pankreassaftes
7) Pankreas-Lipase ist das wichtigste Enzym zur Fettverdauung

0 A) 1+3+5+7 0 B) 1+2+4 0 C) 2+4+6 0 D) 3+5+6

Frage 308

Die durchschnittliche Sekretionsleistung des Magens beträgt in 24 Stunden ca.:

0 A) 4000 ml 0 B) 2000 ml 0 C) 1000 ml 0 D) 250 ml

Frage 309

Das Auslösen der Speichelsekretion kann erfolgen durch:

1) Atropin
2) Geruchsstoffe
3) den bedingten Reflex
4) das Kauzentrum
5) den Lippenschluß

0 A) 1+2+5 0 B) 2+3+5 0 C) 4+5 0 D) alle

---

306 = A; 307 = A; 308 = B; 309 = B

Frage 310

Welche Aussagen zu den chemischen Verdauungsvorgängen sind richtig:

1) Pepsin leistet die Eiweißspaltung
2) Pepsin wird in der Duodenalschleimhaut gebildet
3) Nebenzellen sondern Schleim ab
4) Salzsäure wird von den Belegzellen gebildet
5) Gastrin wird in Vorstufen in den Hauptzellen gebildet
6) Kohlenhydrate verlassen den Magen nach 4-5 Stunden
7) der Extrinsic factor wird in den G-Zellen produziert

O A) 2+5+6+7 O B) 1+3+4 O C) 3+4+7 O D) alle

Frage 311

Richtige Aussagen zum Speichel:

1) wird von 3 Drüsenpaaren abgesondert
2) wird nur von der Unterkieferspeicheldrüse gebildet
3) kann dick- oder dünnflüssig sein
4) Tagesmenge zwischen 2 und 3 Litern
5) enthält Ptyalin (Speichelamylase)
6) enthält Pepsinogen
7) besteht zu 50% aus Wasser
8) Speicheldrüseninnervation durch somatisches Nervensystem

O A) 2+3+6 O B) 1+3+5 O C) 2+4+7+8 O D) 1+4+6 O E) 1+3+4+7

Frage 312

Die Sekretion von Salzsäure erfolgt durch die:

O A) Hauptzellen
O B) Nebenzellen
O C) Belegzellen
O D) G-Zellen

---

310 = B; 311 = B; 312 = C

Frage 313

Aufgaben der Leber:

1) Gallebildung
2) Bildung von Erythrozyten
3) Aufbau von Glykogen
4) Wiederaufnahme von Kalium ins Blut
5) Umbau der Aminosäuren zu arteigenem Körpereiweiß
6) Fettspeicherung
7) Bildung von Blutgerinnungsfaktoren
8) Bildung von Lymphozyten

O A) 1+3+5+7 O B) 1+2+4+6 O C) 2+4+6 O D) 1+3+5+8 O E) 1+3+4+6

Frage 314

Richtige Aussagen zum Dickdarm:

1) unterteilt in 3 Abschnitte
2) unterteilt in 4 Abschnitte
3) Gesamtlänge 4-5 m
4) typisch für sind Haustren und Taenien
5) Darmzotten auf der gesamten Länge
6) Wand besteht aus 3 Schichten
7) Falten der Mukosa und Submukosa (Kerckring´sche Falten)
8) Hauptaufgabe ist die Resorption von Nährstoffen
9) Hauptaufgabe ist die Wasserresorption

O A) 2+4+6+9 O B) 2+3+5 O C) 1+3+7 O D) 2+4+7+8 O E) 1+3+4+7

Frage 315

Die Leber liegt:

O A) etwa 3/4 in der rechten, 1/4 in der linken Oberbauchregion
O B) etwa 1/4 in der rechten, 3/4 in der linken Oberbauchregion
O C) je zur Hälfte in der rechten und linken Oberbauchregion
O D) vollständig in der rechten Oberbauchregion

---

313 = A; 314 = A; 315 = A

Frage 316

Der Dünndarm:

O A) ist beim Erwachsenen ca. 2-3 Meter lang

O B) hat eine Muskelschicht, die nur aus Ringmuskeln besteht

O C) wird arteriell von der A. mesenterica superior - einem direkten Ast der Bauchaorta - versorgt

O D) hat die Aufgabe, den Darminhalt einzudicken

Frage 317

Luft- und Speiseweg kreuzen sich normalerweise:

O A) im oberen Rachenraum

O B) überhaupt nicht

O C) im mittleren Oberbauch

O D) im mittleren Rachenraum

Frage 318

Im Pankreas werden gebildet:

1) Amylase
2) Insulin
3) Bicarbonat-Ionen (HCO_{3-})
4) Glukagon
5) Lipase

O A) 1+5 O B) 2+4 O C) 1+2+5 O D) 1+2+4+5 O E) 1+2+3+4+5

Frage 319

Die Funktion der Leber besteht aus:

1) Glykogenbildung aus Glukose
2) Glukosebildung aus Glykogen
3) Produktion von Gerinnungsfaktoren
4) Entgiftung von Ammoniak (NH_3)
5) Produktion von Trypsinogen und Chymotrypsinogen

O A) 3+4 O B) 1+3+4 O C) 1+2+3+4 O D) 2+3+4+5 O E) 1+2+3+4+5

---

316 = C; 317 = D; 318 = E; 319 = C

Frage 320
Gastrin:

O A) ist für die Resorption von Vitamin B-12 aus dem Dünndarm notwendig
O B) ist ein Hormon der Mundspeicheldrüsen
O C) ist ein Hormon, das zu einer Erhöhung der Magensaftsekretion führt
O D) ist ein Hormon, das zu einer Verminderung der Magensaftsekretion führt

---

Frage 321
Bilirubin:

O A) entsteht beim Abbau von Thrombozyten
O B) wird von der Leber an Glucuronsäure gebunden und heißt dann direktes Bilirubin
O C) wird über die Lungen abgeatmet
O D) färbt, wenn es erhöht ist, die Haut rot

Frage 322
Richtige Aussagen zum Kolon (Grimmdarm):

1) es besitzt keine Falten und Zotten
2) die Zotten kommen weniger häufig vor und sind nicht mehr so lang
3) die Taenien (Längsmuskelband) dienen der Weiterstellung der Darmwand
4) es besitzt ein schleimproduzierendes und wasser- und salzresorbierendes Epithel (Mikrovilli)
5) die Haustren kommen nur vereinzelt im aufsteigenden Kolon vor
6) es besitzt beim Erwachsenen eine Länge von ca. 2 - 3,5 Metern
7) hier erfolgt die Aufspaltung der Nahrung und Aufnahme durch die Darmwand in das Blut
8) hier erfolgt die Eindickung unverdaulicher Nahrungsreste durch Wasserentzug

O A) 1+3+4+8 O B) 2+3+4+7 O C) 1+6+7 O D) 2+5+6+8 O E) 1+3+5+8

---

320 = C; 321 = B; 322 = A

Frage 323

Wodurch wird bei der Verdauung die Emulgierung der Fette bewirkt:

O A) Gallensaft
O B) Lipase
O C) Magensaft
O D) Ptyalin

Frage 324

Die Bauchspeicheldrüse bildet Fermente zur:

O A) Monosaccharidspaltung
O B) Eiweißspaltung
O C) Disaccharidspaltung
O D) Fettspaltung

Frage 325

Wie reagiert der Magensaft normalerweise:

O A) neutral
O B) sauer
O C) alkalisch

Frage 326

Wie lang ist beim Erwachsenen die Strecke von den Zähnen bis zum Mageneingang:

O A) 80 cm
O B) 65 cm
O C) 40 cm
O D) 20 cm
O E) 15 cm

---

323 = A; 324 = B,C,D; 325 = B; 326 = C

Frage 327

Beschreiben Sie Lage, Form und Aufbau der Niere (Ren):

Lage

* paarig angelegtes Organ
* rechts neben der Wirbelsäule unterhalb der Leber
* links neben der Wirbelsäule unterhalb der Milz
* oberer Nierenpol in Höhe der 11./12. Rippe
* unterer Nierenpol in Höhe des Beckenkamms
* rechte Niere liegt etwas tiefer als die linke
* die Nieren liegen retroperitoneal

Form

* bohnenförmige Gestalt
* 11 - 12 cm lang
* 5 - 6 cm breit
* 3 - 4 cm dick

Aufbau

Nierenhilus (Nierenpforte)

* liegt am medialen Rand der Niere
* Eintrittsstelle für:
  Nierenarterie (A. renalis)
  Nerven
* Austrittsstelle für:
  Nierenvene (V. renalis)
  Harnleiter (Ureter)
  Lymphgefäße
  Nerven

Nierenkapsel

* derbe, bindegewebige äußere Organkapsel

Nierenrinde

* 7 mm breite Schicht unter der Nierenkapsel
* enthält die Nierenkörperchen (Glomeruli) und die gewundenen Abschnitte der Harnkanälchen (Tubuli)

Nierenmark

* liegt zwischen Nierenrinde und Nierenbecken
* enthält die Nierenpyramiden (je Niere ca. 10 - 20)
* in der Nierenpyramide liegen die Henle´schen Schleifen der Tubuli und die Sammelrohre

* die Sammelrohre münden in der Pyramidenspitze in die Nierenkelche des Nierenbeckens

Nierenbecken (Pyelon)
* 5 - 10 ml Fassungsvermögen
* Vereinigung von 8 - 10 Nierenkelchen
* leitet den aus den Sammelrohren kommenden Urin zum Harnleiter weiter

Histologie

Nephron (Nierenkörperchen)
* Funktionseinheit bzw. Arbeitseinheit der Niere
* bestehend aus:
  - Bowman´scher Kapsel
  - Glomerulum (Haargefäßknäuel in der Bowman´schen Kapsel)
  - Harnkanälchen (Hauptstück, Mittelstück mit Henle´scher Schleife, Schaltstück)

Frage 328
Beschreiben Sie den Weg des Urins von den Sammelrohren in der Niere bis zur Harnröhre:

Sammelrohre
* transportieren den im Tubulussystem konzentrierten Sekundärharn über die Nierenpapillen in die Nierenkelche

Nierenbecken (Pyelon)
* umfaßt ca. 8 - 10 Nierenkelche
* das Nierenbecken leitet den Urin zum Harnleiter (Peristaltik der glatten Muskulatur)

Harnleiter (Ureter)
* röhrenförmige Verbindungsstücke zwischen Nierenbecken und Hinterseite der Harnblase
* ca. 30 cm lang
* liegen retroperitoneal
* leiten den Urin durch peristaltische Bewegungen zur Blase

Harnblase (Vesica urinaria)
* muskulo-membranöses Reservoir für den Urin
* Fassungsvermögen ca. 200 - 500 ml
* liegt extraperitoneal (nur der Blasenscheitel wird von Bauchfell überzogen) hinter der Schambeinfuge

* am Blasenhals liegt der innere unwillkürliche Blasenschließmuskel
* der äußere willkürliche Blasenschließmuskel wird von der quergestreiften Muskulatur des Beckenbodens gebildet

Harnröhre (Urethra)

* Frau
  - ca. 4 cm langer Bindegewebsschlauch

* Mann
  - ca. 25 cm langer Bindegewebsschlauch, der im ersten Teil hinter dem Blasenhals von der Prostata (Mündungsstelle der Samenleiter) umgeben ist

---

Frage 329
Nennen Sie die Aufgaben der Nieren:

* Ausscheidung von Stoffwechselprodukten
* Ausscheidung von Fremdsubstanzen
* Ausscheidung von Farbstoffen
* Regulierung des osmotischen Druckes
* Aufrechterhaltung des Wassergehaltes im Körper
* Aufrechterhaltung der Elektrolytkonzentration des Körpers

Frage 330
Nennen Sie die normalen Harnbestandteile:

* Wasser ca. 97%
* stickstoffhaltige Schlacken ca. 30 - 40 Gramm täglich (Harnstoff, Harnsäure, Kreatinin)
* anorganische Substanzen ca. 18 Gramm täglich (Kochsalz, Kalium, Kalzium, Ammoniak, Magnesium)
* Harnfarbstoffe (Urobilinogen, Urobilin, Urochrom)
* Hormone
* Vitamine

Frage 331

Ordnen Sie den anatomischen Nierenabschnitten den jeweiligen histologischen Anteil zu:

1) Bowmansche Kapsel
2) Glomerulus
3) Nierenpyramide
4) Nierensäule
5) Nierenkörperchen
6) Sammelröhre
7) Henlesche Schleife

A) Nierenrinde
B) Nierenmark

A......................B......................

Frage 332

Ordnen Sie die Flüssigkeitsmengen zu:

1) 1500 - 1700 ml/Tag
2) 170 - 180 Liter/Tag
3) 1500 - 1700 Liter/Tag

A) Primärharn
B) Sekundärharn
C) Nierendurchblutung

A.............B..............C...............

---

331 = A=1,2,5; B=3,4,6,7
332 = A=2; B=1; C=3

Frage 333
Ordnen Sie die Aussagen zur Nierenhistologie zu:

1) dient der Ultrafiltration von Flüssigkeit aus dem Blut
2) liegt in der Nierenrinde, besteht aus Bowmanscher Kapsel und Glomerulus
3) besteht aus distalem und proximalem Anteil und Henlescher Schleife
4) funktionelle Einheit der Niere, besteht aus Glomerulus und Tubulus
5) becherförmiger Anfang der Harnkanälchen, der die Glomerula umgibt

A) Tubulus
B) Glomerulus
C) Nephron
D) Bowmansche Kapsel
E) Malpighisches Körperchen

A.......B.......C.......D.......E.......

Frage 334
Geben Sie die Durchschnittswerte einer ausgeglichenen Wasserbilanz an (gültig für Erwachsene bei normaler Außentemperatur):

1) 300 ml/Tag
2) 1000 - 15oo ml/Tag
3) 700 ml/Tag
4) 100 ml/Tag
5) 900 ml/Tag

A) Wasseraufnahme als Flüssigkeit
B) Wasseraufnahme als Nahrungsbestandteil
C) Oxidationswasser
D) Wasserabgabe über die Nieren
E) Wasserabgabe über den Darm
F) Perspiratio insensibilis

A......B......C......D......E......F........

---

333 = A=3; B=1; C=4; D=5; E=2
334 = A=2; B=3; C=1; D=2; E=4; F=5

Frage 335

Ordnen Sie die Harnbestandteile zu:

1) Natrium
2) Urochrom
3) Harnstoff
4) Kalium
5) Harnsäure
6) Urobilinogen
7) Magnesium
8) Kreatinin
9) Ammoniak

A) organische Substanzen
B) anorganische Substanzen
C) Farbstoffe

A.............B.............C...............

Frage 336

Normale und pathologische Bestandteile des Harnsedimentes:

1) Erythrozyten
2) Trippelphosphat
3) Calciumoxalat
4) Leukozyten
5) Plattenepithel der äußeren Geschlechtsorgane
6) Epithelzellen der ableitenden Harnwege

A) normal
B) pathologisch

A....................B....................

---

335 = A=3,5,8; B=1,4,7,9; C=2,6

336 = A=2,3,5; B=1,4,6

Frage 337
Richtige Aussagen zur Niere:

1) ca. 50 g schwer
2) intraperitoneale Lage
3) bohnenförmig
4) retroperitoneale Lage
5) ca. 160 g schwer
6) ca. 250 g schwer
7) pyramidale Form
8) im Inneren findet man Trabekel
9) Lage von der 9. Rippe bis zum 3. Lendenwirbel

O A) 1+2+6+7 O B) 3+4+8+9 O C) 3+4+5 O D) 5+7+9 O E) 1+2+3

Frage 338
Richtige Aussagen zum Nephron:

1) es ist die funktionelle Einheit des Nierenparenchyms
2) jedes Nephron hat ein eigenes Sammelrohr
3) das Nephron steuert die glomeruläre Filtrationsrate
4) im Nephron finden Filtrations- und Sekretionsvorgänge statt
5) die Bowman-Kapsel gehört nicht zum Nephron
6) im Tubulus werden hauptsächlich Wasser, Elektrolyte, Glukose und Harnstoff resorbiert
7) die Bowman-Kapsel ist der Ort der Filtration des Blutes

O A) 1+4+6 O B) 2+3+5 O C) 2+4+6 O D) 2+3+4+7 O E) 1+3+4+5

Frage 339
Das spezifische Gewicht des Harns beträgt normalerweise:

O A) 1015 - 1025
O B) 1002 - 1050
O C) 1004 - 1008
O D) 1001 - 1060

---

337 = C; 338 = A; 339 = A

Frage 340
Beim Erwachsenen beträgt die Harnmenge in 24 Stunden normalerweise:

0 A) 1000 - 1500 ml
0 B) 200 - 900 ml
0 C) 600 - 800 ml
0 D) 700 - 2000 ml

Frage 341
Die normale Reaktion von frischem Urin ist:

0 A) alkalisch
0 B) pH 8 - 9,5
0 C) pH 3,5 - 4,5
0 D) schwach sauer

Frage 342
Zu den Aufgaben der Nieren gehören:

0 A) Ausscheidung von Salzen
0 B) Ausscheidung von überschüssigem Bluteiweiß
0 C) Konstanterhaltung des pH-Wertes des Blutes
0 D) Regulierung der Körpertemperatur
0 E) Ausschwemmung von Bakterien

Frage 343
Beim Erwachsenen entsteht Harndrang bei:

0 A) einer Entzündung der Harnblase
0 B) einer Blasenfüllung von ca. 50 ml
0 C) einer Blasenfüllung von ca. 300 ml
0 D) einer Blasenfüllung von ca. 100 ml

---

340 = A; 341 = D; 342 = A,C; 343 = A,C

Frage 344
Nennen Sie die primären und sekundären männlichen Geschlechtsmerkmale:

primäre Geschlechtsmerkmale

- innere Geschlechtsorgane
  * Hoden (Testis)
  * Nebenhoden (Epididymis)
  * Samenbläschen (Vesicula seminalis)
  * Samenleiter (Ductus deferens)
  * Vorsteherdrüse (Prostata)

- äußere Geschlechtsorgane
  * Glied (Penis)
  * Hodensack (Scrotum)

sekundäre Geschlechtsmerkmale
* Bartwuchs
* Körperbehaarung (Achsel-, Scham- und Brustbehaarung)
* Körperbau (Fettpolster)
* Kehlkopf (tiefe Stimme)

Frage 345
Nennen Sie die primären und sekundären weiblichen Geschlechtsmerkmale:

primäre Geschlechtsmerkmale

- innere Geschlechtsorgane
  * Eierstöcke (Ovarien)
  * Eileiter (Tuben)
  * Gebärmutter (Uterus)
  * Scheide (Vagina)
- äußere Geschlechtsorgane
  * große Schamlippen (Labien majus)
  * kleine Schamlippen (Labien minus)
  * Kitzler (Clitoris)
  * Bartholin´sche Drüsen
  * Scheidenvorhof (Vestibulum vaginae)

sekundäre Geschlechtsmerkmale

* Brustdrüsen (Mamma)
* Körperbehaarung (Achsel- und Schambehaarung)
* Körperbau (Fettpolster)
* hohe Stimme

Frage 346

Beschreiben Sie Lage, Form und Aufbau der Gebärmutter:

Lage

* liegt zwischen Blase und Rektum oberhalb der Beckenbodenmuskulatur
* extraperitoneal (Bauchfell bildet eine vordere und hintere Bauchfelltasche = Douglas´scher Raum)

Form

* birnenförmiges Organ
* Gebärmuttergrund (Fundus uteri)
* Gebärmutterkörper (Corpus uteri)
* Gebärmutterhals (Cervix uteri)
* in die Scheide ragender Gebärmutterhals (Portio)

Aufbau

* Endometrium (Schleimhaut des Gebärmutterkörpers)
* Myometrium (vielschichtig, spiralig verflochtene, unwillkürliche Muskulatur der Gebärmutterwand)
* Perimetrium (äußerer Bauchfellüberzug im Bereich des Fundus und Körpers)
* Parametrium (äußerer Bindegewebsüberzug im Bereich des Halses)

Frage 347

Im Ovar werden gebildet:

O A) Gestagen

O B) Östrogen

O C) Follikel stimulierendes Hormon

O D) Choriongonadotropin

---

347 = A,B

Frage 348

Nennen Sie die Aufgaben der einzelnen Hirnabschnitte:

verlängertes Mark (Medulla oblongata)

* Sitz der Pyramidenkreuzung (Pyramidenbahnen kreuzen hier von rechts nach links, bzw. links nach rechts)
* Übergangsstück zwischen Gehirn und Rückenmark

Aufgaben

* Durchleiten der sensiblen und motorischen Nervenfasern
* enthält Parasympathicusfasern für den Atemtrakt, das Herz-Kreislauf-System und die Verdauungsorgane
* Atemzentrum (Autorhythmie der Atmung)
* Kreislaufzentrum (Vasomotorenzentrum)
* Saugreflex
* Schluckreflex
* Brechreflex
* Niesreflex
* Hustenreflex
* Cornealreflex
* Lidschlußreflex

Brücke (Pons)

* Teil des Hinterhirns (Metencephalon)

Aufgaben

* Verbindung zwischen Groß- und Kleinhirn
* Schaltstation für Nervenbahnen, die die Großhirnrinde mit der Kleinhirnrinde verbinden

Kleinhirn (Cerebellum)

* Teil des Hinterhirns
* ist durch Stiele mit dem Mittelhirn, der Brücke und dem verlängerten Mark verbunden
* besteht aus Rinde mit Nervenzellkernen (graue Nervensubstanz) und Mark mit Leitungsbahnen (weiße Nervensubstanz)

Aufgaben

* Sammelstelle der nervösen Meldungen aus dem Labyrinth (ermöglichen die Orientierung im Raum)
* Meldestelle für Tastsinn und Tiefensensibilität
* Überprüfungsstelle für extrapyramidalmotorische Funktionen (Muskelkraft, Muskelspannung, Muskelkoordination)
* Koordinierung der Feinmotorik

Mittelhirn (Mesencephalon)

* liegt zwischen Hinterhirn und Zwischenhirn
* wird von einem Längskanal, dem Aquädukt durchzogen, der den 3. mit dem 4. Ventrikel verbindet

Aufgaben

* Koordinationszentrum für Hör- und Sehbahnen
* Schaltstelle für Abwehrreflexe auf akustische und optische Reize

Zwischenhirn (Diencephalon)

* liegt zwischen den beiden Großhirnhälften
* zum Zwischenhirn gehört der Hypothalamus und der Thalamus
* eine Ausstülpung des Hypothalamus bildet den Hinterlappen der Hypophyse (Neurohypophyse)

Aufgaben des Hypothalamus

* oberste Befehlsstelle des autonomen Nervensystems (Wasserhaushalt, Wärmeregulation, Kreislaufregulation, Appetitregulation, Wach-Schlaf-Rhythmus)
* Steuerzentrum aller endokrinen Prozesse
* Absonderung von Oxytocin und Adiuretin (Speicherung im Hypophysenhinterlappen)

Aufgaben des Thalamus

* Sammel- und Umschaltstelle für Gefühls- und Sinneswahrnehmungen (Sehen, Hören, Riechen, Geschmack, Temperaturempfindungen, Tastempfindungen, Schmerzempfindungen)

Endhirn / Großhirn (Telencephalon)

* vorderster und größter Hirnabschnitt
* besteht aus zwei Großhirnhälften (Hemisphären), die durch Nervenfasern (Balken) miteinander verbunden sind
* Einteilung des Großhirns (je Hemisphäre):

  - Stirnlappen
  - Scheitellappen
  - Hinterhauptslappen
  - Schläfenlappen
  - Insel

* die Großhirnoberfläche besitzt Windungen (Gyri) und Furchen (Sulci)

* das Großhirn besteht aus der Hirnrinde
  (graue Substanz = Ganglienzellen)
  und Hirnmark (weiße Substanz = markhaltige Nervenfasern)
* im Hirnmark befinden sich die Pyramidenbahnen, die von der motorischen Hirnrinde über die Pyramidenkreuzung zu den motorischen Vorderhornzellen des Rückenmarks verlaufen

  Aufgaben
* Sitz des Verstandes
* Sitz des Gedächtnisses
* Wahrnehmung aller Sinnesempfindungen
* Ursprung aller bewußter und vieler unbewußter Handlungen

limbisches System

* liegt um den Balken des Großhirns
* Wirkungsort der Psychopharmaka

  Aufgaben
* verbindet das Riechsystem mit dem Hypothalamus
* Beeinflussung von:
  Emotionen
  Motivationen
  Trieben

Frage 349
Beschreiben Sie die Lage der Hirnhäute (Meningen):

harte Hirnhaut (Dura mater encephali)
* feste, derb fibröse Haut
* äußerste Hirnschicht, die fest mit der Knochenhaut des Schädels verwachsen ist

Spinnwebenhaut (Arachnoidea cerebralis)
* liegt zwischen harter Hirnhaut und weicher Hirnhaut

weiche Hirnhaut (Pia mater cerebralis)
* überzieht als innerste Schicht direkt die Großhirnrinde
* zwischen Spinnwebenhaut und weicher Hirnhaut befindet sich der mit Liquor gefüllte Subarachnoidalraum

Frage 350

Nennen Sie die zwölf Hirnnerven und ihre Aufgaben:

* die 12 Hirnnervenpaare verlassen schon innerhalb der Schädelhöhle das Gehirn und verlaufen nicht durch das Rückenmark

Riechnerv (N. olfactorius)

* I. Hirnnerv
* leitet Signale des Riechorgans zum Großhirn

Sehnerv (N. opticus)

* II. Hirnnerv
* übermittelt die Sehempfindungen

Augenmuskelnerv (N. occulomotorius)

* III. Hirnnerv
* versorgt die äußeren Augenmuskeln mit Ausnahme des oberen schrägen und äußeren geraden Augenmuskels

Augenmuskelnerv (N. trochlearis)

* IV. Hirnnerv
* versorgt den oberen schrägen Augenmuskel

Drillingsnerv (N. trigeminus)

* V. Hirnnerv
* überträgt Gesichtsempfindungen
* Innervation der Hautmuskulatur

Augenmuskelnerv (N. abducens)

* VI. Hirnnerv
* versorgt den äußeren geraden Augenmuskel

Gesichtsnerv (N. facialis)

* VII. Hirnnerv
* versorgt die mimische Gesichtsmuskulatur
* Parasympathicusfasern für Tränendrüsen, Unterkiefer- und Unterzungenspeicheldrüsen

Hör- und Gleichgewichtsnerv (N. stato-acusticus)

* VIII. Hirnnerv
* Weiterleitung der Hör- und Gleichgewichtsempfindungen

Zungen- und Rachennerv (N. glossopharyngeus)

* IX. Hirnnerv
* Geschmacksnerv
* Parasympathicusfasern für die Ohrspeicheldrüsen
* Sensibilitätsfasern für den Mund-Rachen-Raum

herumschweifender Nerv (N. vagus)

* X. Hirnnerv
* Hauptnerv für die parasympathische Versorgung der Kreislauforgane, Atmungsorgane, Verdauungsorgane, Drüsen, Harnwege
* Versorgung der Gaumen-, Rachen- und Kehlkopfmuskulatur
* Weiterleitung der Sensibilitätswahrnehmungen aus den inneren Organen zum Großhirn

Begleitnerv (N. accessorius)

* XI. Hirnnerv
* Innervation von Trapezmuskel und Kopfnicker

Zungennerv (N. hypoglossus)

* XII. Hirnnerv
* Innervation der Zungenmuskulatur

Frage 351
Beschreiben Sie die Wirkung des vegetativen (autonomen) Nervensystems auf die wichtigsten Organe:

Sympathicuswirkung

* stellt den Körper auf Arbeit ein
* Überträgerstoff = Adrenalin und Noradrenalin

* Herz
- Förderung der Herzleistung
- Beschleunigung der Erregungsbildung
- Verkürzung der Überleitungszeit
- Erhöhung der Kontraktionskraft
- Erweiterung der Herzkranzgefäße

* Gefäße
- allgemeine Tonuserhöhung
- Verengung der Gefäße

* Darm
- Hemmung der Darmperistaltik
- Hemmung der Sekretion der Verdauungsdrüsen
- Kontraktion des inneren Schließmuskels

* Blase
- Hemmung der Blasenentleerung

* Bronchien / Lunge
- Erschlaffung der glatten Muskulatur der Bronchialäste
- Beschleunigung der Atmung

* Augen
- Erweiterung der Pupillen (Mydriasis)

* Schweißdrüsen
- wenig klebriger Schweiß

* Stoffwechsel
- anregend

Parasympathicuswirkung

* stellt den Körper auf Ruhe ein
* Überträgerstoff = Acetylcholin

* Herz
- Hemmung der Herzleistung
- Verlangsamung der Erregungsbildung
- Verlängerung der Überleitungszeit
- Verminderung der Kontraktionskraft
- Kontraktion der Herzkranzgefäße

* Gefäße
- allgemeine Tonusabnahme
- Erweiterung der Gefäße

* Darm
- Beschleunigung der Darmperistaltik
- vermehrte Sekretion der Verdauungsdrüsen
- Darmentleerung

* Blase
- Blasenentleerung

* Bronchien / Lunge
- Kontraktion der glatten Muskulatur der Bronchialäste
- Verlangsamung der Atmung

* Augen
- Verengung der Pupillen (Miosis)

* Schweißdrüsen
- vermehrt dünnflüssiger Schweiß

* Stoffwechsel
- bremsend

Frage 352
Beschreiben Sie den Aufbau des Rückenmarks und der Rückenmarkshäute:

Rückenmark

* graue Substanz
- liegt im Zentrum des Rückenmarks
- bildet die Form eines Schmetterlings (Flügel = Hörner)
- besteht überwiegend aus Nervenzellen
- aus den Vorderhörnern gehen die motorischen Wurzeln der Spinalnerven hervor (leiten Signale vom Gehirn und Rückenmark in die Peripherie)
- in die Hinterhörner treten die sensiblen Wurzeln der Spinalnerven ein (leiten Signale aus der Peripherie zum Gehirn)
- die Seitenhörner enthalten Nervenzellen des vegetativen Nervensystems

* weiße Substanz
- umgibt die graue Substanz
- enthält lange und kurze, markhaltige Fasern
- die kurzen Fasern dienen der Reflexübermittlung
- die langen Fasern leiten Reize zum Gehirn oder in die Peripherie (Pyramidenbahn)

Rückenmarkshäute

* harte Rückenmarkshaut (Dura mater spinalis)
- überzieht den Wirbelkanal als fester bindegewebiger Sack
- beginnt am Hinterhauptsloch und endet am 2. Kreuzbeinwirbel

* Spinnwebenhaut (Arachnoidea spinalis)
- liegt zwischen Duralsack und weicher Rückenmarkshaut

* weiche Rückenmarkshaut (Pia mater spinalis)
- überzieht die Oberfläche des Rückenmarks
- zwischen Spinnwebenhaut und weicher Rückenmarkshaut liegt der mit Liquor cerebrospinalis gefüllte Subarachnoidalraum

---

Frage 353
Beschreiben Sie die wichtigsten Reflexe:

Reflexe
* unwillkürliche Übertragung eines Reizes von einer sensiblen Nervenbahn auf eine motorische Nervenbahn (Reflexbogen)

Eigenreflexe

* Reiz und Antwort erfolgen in demselben Organ

Bizepsreflex
- Schlag auf die Bizepssehne führt zur Beugung des Ellenbogens

Trizepsreflex
- Schlag auf die Trizepssehne führt zur Streckung des Ellenbogens

Patellarsehnenreflex
- Schlag auf die Sehne unterhalb der Kniescheibe führt zur Streckung des Knies

Achillessehnenreflex
- Schlag auf die Achillessehne führt zur Streckung des Fußes

Fremdreflexe

* Reizorgan und Erfolgsorgan sind nicht identisch

Bauchdeckenreflex
- Bestreichen der Bauchhaut von der Seite zur Mitte führt zum Verziehen der Bauchhaut zur gereizten Seite

Kremasterreflex
- Bestreichen der Haut an der oberen Innenseite des Oberschenkels führt zum Hochsteigen des gleichseitigen Hodens

Babinski-Reflex
- Bestreichen des seitlichen Fußrandes führt bei gesunden Erwachsenen zur Zehenbeugung
- bei krankhafter Reaktion (Babinski positiv) kommt es zur Großzehenstreckung nach oben und Spreizung der vier Zehen

Schutzreflexe
- Kornealreflex
- Pupillenreflex
- Hustenreflex
- Niesreflex
- Schluckreflex

Fluchtreflexe
- reflektorisches, unwillkürliches Zurückziehen bei Schmerzeinwirkung

---

Frage 354
Ordnen Sie den Hirnabschnitten zu:

1) Vierhügelplatte, Haube und zwei Hirnschenkel
2) Brücke, vorderer Teil der Rautengrube und Kleinhirn
3) Thalamus, Hypothalamus und Hypophysenhinterlappen
4) beide Großhirnhälften mit ihrer Rinde, Riechhirn und Stammganglien
5) hinterer Abschnitt der Rautengrube und Pyramiden

A) Endhirn
B) Zwischenhirn
C) Hinterhirn
D) Mittelhirn
E) Verlängertes Mark

A.......B.......C.......D.......E.......

---

354 = A=4; B=3; C=2; D=1; E=5

Frage 355

Ordnen Sie den Hirnhäuten zu:

1) Spinngewebshaut
2) harte Hirnhaut
3) weiche Hirnhaut
4) kleidet die Innenfläche des Schädels aus (Periost)
5) liegt zwischen Dura mater und Pia mater
6) gefäßführende Hirnhaut (grenzt direkt an die Hirnsubstanz)

A) Dura mater
B) Pia mater
C) Arachnoidea

A.............B.............C...............

Frage 356

Funktionen des vegetativen Nervensystems:

1) Verengung der Pupillen
2) Beschleunigung der Herzaktionen
3) Verlangsamung der Magen-Darm-Peristaltik
4) vermehrte Speichelabsonderung
5) Harnentleerung gebremst
6) Erweiterung der Blutgefäße
7) Verengung der Bronchien
8) Verminderung der Schweißabsonderung

A) Erregung des Sympathikus
B) Erregung des Parasympathikus

A....................B....................

---

355 = A=2,4; B=3,6; C=1,5
356 = A=2,3,5,8; B=1,4,6,7

Frage 357
Wirkung des Parasympathikus:

1) verengt die Pupille
2) erniedrigt die Herzfrequenz
3) verstärkt die Darmmotorik
4) ist adrenergisch
5) stellt ein thorako-lumbales System dar
6) beschleunigt Herzschlag und Atmung
7) ist cholinergisch

0 A) 1+4+5 0 B) 5+6 0 C) 1+2+3+7 0 D) 2+3+5 0 E) 1+3+6+7

Frage 358
Das limbische System:

1) gehört zum Bereich des Mittelhirns
2) liegt im Bereich des Endhirns
3) steht durch Fasersysteme mit dem Hypothalamus in Verbindung
4) steuert die Körpertemperatur und den Wasserhaushalt
5) beeinflußt das Schlaf-Wach-Verhalten
6) ist an der Auslösung von Wut- und Fluchtreaktionen beteiligt
7) kontrolliert angeborene Verhaltensweisen
8) spielt eine Rolle in den Bereichen Emotion, Motivation und Trieb

0 A) 1+3+7 0 B) 1+4+7 0 C) 2+3+5+6+8 0 D) 2+3+5+6+7

Frage 359
Der Nervus vagus ist der:

0 A) 10. Hirnnerv
0 B) 9. Hirnnerv
0 C) 8. Hirnnerv
0 D) 6. Hirnnerv

---

357 = C; 358 = C; 359 = A

Frage 360
Richtige Aussagen zur Wirkung des Parasympathikus:

1) Hemmung der Darmperistaltik
2) Anregung der Darmperistaltik
3) geringe Sekretion der Speicheldrüsen
4) vermehrte Sekretion der Speicheldrüsen
5) Steigerung der Herzfrequenz
6) Verlangsamung der Herzfrequenz

0 A) 1+3+5   0 B) 2+3+5   0 C) 2+4+6   0 D) 2+3+6

Frage 361
Wo endet das Rückenmark:

0 A) zwischen dem 3. und 4. Lendenwirbel
0 B) zwischen dem 1. und 2. Lendenwirbel
0 C) zwischem dem 11. und 12. Brustwirbel
0 D) zwischem dem 1. und 2. Brustwirbel

Frage 362
Das Elektroencephalogramm sagt etwas aus über:

0 A) das Vorliegen einer Geisteskrankheit
0 B) die Intelligenz des Patienten
0 C) die Funktion der Hirnrinde
0 D) die Anatomie des Gehirns

Frage 363
Das Atemzentrum liegt im:

0 A) Rückenmark
0 B) Kleinhirn
0 C) verlängerten Mark
0 D) im Mittelhirn

---

360 = C;   361 = B;   362 = C;   363 = C

Frage 364

Beschreiben Sie Lage, Aufbau und Aufgaben der Augenhäute:

Lederhaut (Sklera)

Lage/Aufbau

* besteht aus derbem Bindegewebe
* liegt außen um den Augapfel (ist als das "Weiße" im Auge sichtbar)
* die Lederhaut geht vorn in die glasklare Hornhaut (Cornea) über
* besitzt am hinteren Augenpol Löcher für den Durchtritt von Nerven (Sehnerv) und Gefäßen

Aufgaben

* dient den Augenmuskeln als Ansatzpunkt
* stabilisiert die Form des Augapfels
* bestimmt zusammen mit dem Kammerwasser den Binnendruck des Auges
* die Hornhaut (Cornea) ermöglicht den Lichteinfall in das Auge

Aderhaut (Chorioidea)

Lage/Aufbau

* liegt zwischen der Lederhaut und der Netzhaut
* reicht vom Sehnervaustritt bis zur Regenbogenhaut
* besteht aus stark durchblutetem Bindegewebe

Aufgaben

* der vordere Abschnitt der Aderhaut bildet den Strahlenkörper (Corpus ciliare) und die Regenbogenhaut (Iris)
* der Strahlenkörper besteht aus Akkommodationsmuskeln
* die Iris besitzt starke Pigmenteinlagerungen (Farbe der Augen) und Muskeln zur Pupillenerweiterung bzw. Pupillenverengung

Aufgaben

* Bildung des Kammerwassers
* Schutz vor zu starkem Lichteinfall (Pupillenengstellung)
* Dämmerungssehen (Pupillenweitstellung)
* Scharfsehen durch Akkommodation der Linse (Krümmung der Linse beim Nahsehen)

Netzhaut (Retina)

Lage/Aufbau

* innere Augenhaut
* besitzt Stäbchenzellen und Zapfenzellen
* die Austrittsstelle des Sehnervs wird als "blinder Fleck" bezeichnet

* die Stelle des schärfsten Sehens (gegenüber der Pupille = Sehachse) wird als "gelber Fleck" bezeichnet

Aufgaben

* Licht- und Sinnesorgan
* Farbsehen in den Zapfenzellen
* Schwarz-weiß sehen in den Stäbchenzellen

Frage 365

Beschreiben Sie den Aufbau und Aufgaben des Gehör- und Gleichgewichtsorgans:

Außenohr

Aufbau

* Ohrmuschel
* äußerer Gehörgang
* Trommelfell

Aufgaben

* Schalleitung

Mittelohr

Aufbau

* Paukenhöhle (mit Nebenhöhlen)
* Gehörknöchelchen (Hammer, Amboß, Steigbügel)
* Ohrtrompete (Eustachi´sche Röhre)
* Ovales Fenster
* Rundes Fenster

Aufgaben

* Schalleitung

Innenohr

Aufbau

* knöchernes Labyrinth (innerer Gehörgang, Vorhof, Bogengänge, Schnecke)
* häutiges Labyrinth (Sacculus, Utriculus)

Aufgaben

* Sinnesepithelien des akustischen Organs und des statischen Organs

Frage 366

Beschreiben Sie Aufbau und Aufgaben der Haut:

Aufbau

* Epidermis (Oberhaut)
- Epithelzellen mit Melaninkörperchen
- keine Blutgefäße

* Corium (Lederhaut)
- liegt zwischen Oberhaut und Unterhaut
- Bindegewebe mit elastischen Fasern (glatte Muskulatur)

* Subcutis (Unterhaut)
- lockeres Bindegewebe
- Fettgewebe

* Hautanhängsel
- Haare
- Nägel
- Drüsen

Aufgaben

* Schutzorgan
  - Wärme
  - Kälte
  - Strahlen
  - Fremdkörper
  - Bakterien
* Sinnesorgan
  - Druck
  - Berührung
  - Schmerz
  - Kälte
  - Wärme
* Wärmeregulation
  - Schweißdrüsen
  - Kapillargefäße
* Absonderungsorgan
  - Schweiß
  - Talg
* Speicherorgan
  - Fett

Frage 367

Ordnen Sie die Aussagen der jeweiligen Augenhaut zu:

1) schützt den Augapfel
2) enthält die Zapfen- und Stäbchenzellen
3) besteht aus Strahlenkörper und Regenbogenhaut
4) enthält den blinden und gelben Fleck
5) mit ihren Melanineinlagerungen bestimmt sie die Augenfarbe
6) ist als das "Weiße" am Auge sichtbar

A) Lederhaut
B) Aderhaut
C) Netzhaut

A.............B.............C...............

Frage 368

Ordnen Sie die anatomischen Begriffe dem jeweiligen Ohrabschnitt zu:

1) Ohrmuschel
2) Paukenhöhle
3) Bogengänge
4) Ohrtrompete
5) Schnecke
6) Zugang zum Warzenfortsatz
7) Bläschen, Sacculus, Utriculus
8) Gehörgang

A) Innenohr
B) Außenohr
C) Mittelohr

A.............B.............C...............

---

367 = A=1,6; B=3,5; C=2,4
368 = A=3,5,7; B=1,8; C=2,4,6

Frage 369

Ordnen Sie die Reflexe zu:

1) Bauchdeckenreflex
2) Patellarsehnenreflex
3) Babinski-Zeichen
4) Achillessehnenreflex

A) Eigenreflex
B) Fremdreflex

A.....................B.....................

Frage 370

Funktionen des vegetativen Nervensystems:

1) Verengung der Pupillen
2) Beschleunigung der Herzaktionen
3) Verlangsamung der Magen-Darm-Peristaltik
4) vermehrte Speichelabsonderung
5) Harnentleerung gebremst
6) Erweiterung der Blutgefäße
7) Verengung der Bronchien
8) Verminderung der Schweißabsonderung

A) Erregung des Sympathikus
B) Erregung des Parasympathikus

A.....................B.....................

Frage 371

Die sogenannte Alterssichtigkeit wird hervorgerufen:

O A) durch Einlagerungen von Fett in der Linse
O B) durch einen Verlust der inneren Augenmuskulatur
O C) durch einen Elastizitätsverlust der Linse
O D) durch eine Verschiebung des gelben Sehfeldes

---

369 = A=2,4; B=1,3; 370 = A=2,3,5,8; B=1,4,6,7; 371 = C

Frage 372

Stimme und Sprache sind beim Menschen höchstentwickelt. Ordnen Sie die unter der Liste 1 genannten Orte dem dazugehörenden Begriff der Liste 2 zu:

Liste 1

a) Stimmbänder

b) Nasenhöhle, Nasennebenhöhlen, Rachen, Mund

c) Zähne, Lippen, Gaumen, Zunge

Liste 2

1) Sprachlautbildung

2) Tonbildung

3) Klangfarbe

O A) 1c,2a,3b O B) 1c,2b,3a O C) 1b,2c,3a O D) 1a,2b,3c

Frage 373

Welche Aussagen zur Physiologie des Ohres sind richtig:

1) der äußere Gehörgang führt zum Mittelohr, dahinter liegt das Trommelfell
2) das hinter dem Trommelfell liegende Mittelohr hat hauptsächlich Verstärkerfunktion
3) das Ohr hört Schall mit Frequenzen zwischen 16000 Hz und 25000 Hz
4) die Ohrempfindlichkeit für Schall liegt zwischen 16 Hz und 20000 Hz
5) die Gehörknöchelchen übertragen die Schwingungen des Trommelfells auf das runde Fenster
6) das ovale Fenster empfängt die Schwingungen des Trommelfells durch den Steigbügel
7) die Sinneszellen des Gehörs werden durch eine Wanderwelle in der Schnecke erregt
8) gegen zu hohe Schallstärken gibt es einen ohreigenen Schutz

O A) 1+3 O B) 2+4+6+7 O C) 2+4+5+8 O D) 2+4

---

372 = A

373 = B

Frage 374

Nennen Sie die richtigen Aussagen zur Pupillenreaktion eines normalsichtigen Menschen:

1) ihre Größe ist bei Tag und Nacht gleich
2) sind am Tage enger als in der Nacht
3) beim Fixieren naher Gegenstände erweitern sie sich
4) beim Fixieren naher Gegenstände verengen sie sich
5) bei Lampenbeleuchtung des freien Auges verengt sich auch die Pupille des abgedeckten Auges
6) beim Fixieren ferner Gegenstände kommt es zur Verengung
7) eine weite Pupille ermöglicht schärferes Sehen

O A) 2+6+7 O B) 1+4+5 O C) 1+6+7 O D) 2+4+5

Frage 375

Richtige Aussagen zum Auge:

1) der Augapfel besitzt 3 Hüllen und 3 Räume
2) die einzige Augenhülle ist schalenartig aufgebaut
3) die Hornhaut ist gefäßlos
4) die Hornhaut ist sehr gefäßreich
5) in der Netzhaut liegt als zentrales Sehloch die Pupille
6) die Iris kann die Pupille aktiv enger oder weiter stellen
7) die Hornhaut bestimmt die Farbe der Augen
8) die Lederhaut ist für die Augenfarbe verantwortlich

O A) 1+3+6 O B) 2+3+5 O C) 1+6+7 O D) 1+6+8 O E) 2+4+6+8

Frage 376

Welche Aussagen zum Mittelohr sind richtig:

1) die Ohrtrompete verbindet Mittel- und Innenohr
2) die Paukenhöhle liegt zwischen Trommelfell und Innenohr
3) die Gehörknöchelchen liegen im oberen Teil der Paukenhöhle
4) das Mittelohr ist ein lymphgefüllter Raum in der Felsenbeinpyramide
5) die Eustachische Röhre verbindet die Paukenhöhle mit dem Nasenrachenraum
6) die Paukenhöhle ist vollkommen mit Flimmerepithel ausgekleidet

O A) 2+3+5 O B) 1+4+6 O C) 2+4+5 O D) 2+3+4 O E) 1+3+4+5

---

374 = D; 375 = A; 376 = A

Frage 377
Beschreiben Sie Lage und Form der Hirnanhangsdrüse (Hypophyse):

Lage
* im Türkensattel des Keilbeins

Form
* bohnenförmiges Gebilde (ca. 0,5 Gramm schwer)

Neurohypophyse
* Hypophysenstiel (verbindet die Hypophyse mit dem Hypothalamus)
* Hypophysenhinterlappen (HHL)

Adenohypophyse
* Hypophysenmittellappen
* Hypophysenvorderlappen (HVL)

Frage 378
Nennen Sie die in der Neurohypophyse gespeicherten Hormone, und geben Sie deren Wirkung, sowie Symptome der Über- und Unterfunktion an:

Oxytocin
* Wehentätigkeit bei der Geburt

Adiuretin (ADH)
* Rückresorption von Wasser in den Nierenkanälchen
* blutdrucksteigernd durch Gefäßengstellung

Unterfunktion der Neurohypophyse
- Diabetes insipidus (Wasserharnruhr)

Überfunktion der Neurohypophyse
- Oligurie
- Hypertonie

Frage 379
Nennen Sie die in der Adenohypophyse gebildeten Hormone, und geben Sie deren Wirkung, sowie Symptome der Über- und Unterfunktion an:

direkt wirkende Hormone

Prolactin (LTH = luteotropes Hormon)
* Anregung der Brustdrüsentätigkeit

somatotropes Hormon (Wachstumshormon)
* Wachstum des Kindes
* Regelung des Eiweiß- und Fettstoffwechsels

indirekt wirkende Hormone

thyreotropes Hormon
* Wirkung auf die Hormonbildung der Schilddrüse

adrenocorticotropes Hormon (ACTH)
* Wirkung auf die Hormonbildung der Nebennierenrinde

gonadotrope Hormone

* Mann
  - luteinisierendes Hormon (LH), wirkt stimulierend auf die Leydig'schen-Zwischenzellen der Hoden
  - follikelstimulierendes Hormon (FSH) wirkt stimulierend auf die Hoden (Reifung der Samenzellen)
* Frau
  - follikelstimulierendes Hormon (FSH), wirkt stimulierend auf die Hormonproduktion der Eierstöcke (Reifung der Tertiärfollikel)
  - luteinisierendes Hormon (LH), wirkt stimulierend auf die Hormonproduktion der Eierstöcke (Umbau des gesprungenen Follikels in den Gelbkörper)

Überfunktion der Adenohypophyse
* hypophysärer Riesenwuchs bei Kindern
* Akromegalie bei Erwachsenen (nachträgliches Wachsen von Kinn, Nase, Fingern und Zehen)

Unterfunktion der Adenohypophyse
* hypophysärer Zwergwuchs
* hypophysäre Fettsucht
* genitale Unterentwicklung

Frage 380

Beschreiben Sie Lage, Form und Hormonwirkungen der Schilddrüse (Glandula thyreoidea):

Lage

* liegt im Halsbereich vor dem Kehlkopf

Form

* hufeisenförmig (20-40 Gramm schwer)
* zwei Seitenlappen und eine brückenartige Verbindung (Isthmus glandulae thyreoidea)

Hormone

Trijodthyronin (T3) und Thyroxin (T4)

* bewirken die Anregung aller Stoffwechselvorgänge

Thyreocalcitonin (Kalzitonin)

* Gegenspieler des Parathormons
* hemmt zu starken Kalkabbau im Knochen
* senkt den Serum-Calciumspiegel durch vermehrte Calciumausscheidung in der Niere

* Symptome der Schilddrüsenüberfunktion (Hyperthyreose)
  - erhöhter Grundumsatz
  - Unruhe, Muskelzittern
  - Schwitzen, die Haut ist feucht, warm und gerötet
  - hervortretende Augäpfel
  - seltener Lidschlag
  - Hypertonie
  - anfallsweises Herzjagen
  - vermehrter Appetit
  - Durchfälle
  - Gewichtsabnahme
  - geistig und körperlich rege

* Symptome der Schilddrüsenunterfunktion (Hypothyreose)
  - verminderter Grundumsatz
  - Müdigkeit
  - Frösteln
  - Haut trocken, blaß, kalt
  - Myxödem (teigige Haut)
  - Kropf (Struma)
  - Appetitlosigkeit, Obstipation
  - geistig und körperlich träge

Frage 381
Beschreiben Sie Lage, Form und Hormonwirkungen der Nebenschilddrüsen (Glandulae parathyreoideae):

Form und Lage
* vier linsenförmige, kleine "Epithelkörperchen" an den Polen der Schilddrüse

Hormon

Parathormon (PTH)
* erhöht den Serum-Calciumspiegel
* Calciumfreisetzung aus dem Knochensystem
* Calciumaufnahmesteigerung im Dünndarm
* Calciumausscheidungshemmung in der Niere
* Symptome des Parathormon-Mangels
  - Hypokalzämie
  - Krampfneigung (Tetanie)
* Symptome des Parathormon-Überflusses (Hyperparathyreoidismus)
  - Hyperkalzämie
  - Entkalkung der Knochen (Knochenerweichung)
  - Spontanfrakturen
  - calciumhaltige Nierensteine

Frage 382
Beschreiben Sie Lage, Form und Hormonwirkung der Nebennieren (Glandulae suprarenales):

Lage
* liegen den oberen Polen der Nieren auf

Form
* halbmondförmige Gebilde (12-18 Gramm schwer)
* Nebennierenrinde (NNR)
* Nebennierenmark (NNM)

Hormone der Nebennierenrinde

Mineralkortikoide (Aldosteron)
* fördern die Kaliumausscheidung und Natriumrückgewinnung in der Niere

Glukokortikoide (Cortisol und Corticosteron)
* Insulin-Antagonisten (Erhöhung des Blutzuckerspiegels)

* Neubildung von Zucker aus Aminosäuren (Glukoneogenese)
* Entzündungshemmung (Verminderung von Phagozytosefähigkeit, Leukozytenwanderung und Schwellung)

Androkortikoide (Androgene)

* wirken vermännlichend auf die sekundären Geschlechtsmerkmale

* Symptome der Nebennierenrinden-Überfunktion (Morbus Cushing)
  - Vollmondgesicht
  - Fettsucht
  - Hypertonie
  - Muskelschwund
* Symptome der Nebennierenrinden-Unterfunktion (Addison´sche Krankheit)
  - Dunkelfärbung der Haut
  - Hypotonie
  - Gewichtsverlust
  - Appetitlosigkeit

Hormone des Nebennierenmarks

Adrenalin

* Hormon mit Sympathicuswirkung (Katecholamine)
* setzt Fettsäuren aus den Fettdepots frei
* setzt Glukose aus den Glykogendepots frei
* aktiviert die Blutgerinnung
* erhöht den Blutdruck
* beschleunigt die Herztätigkeit

Noradrenalin

* wirkt gefäßverengend
* blutdrucksteigernd
* Symptome der Überfunktion des Nebennierenmarks (Phäochromozytom)
  - Bluthochdruck
  - Kopfschmerzen
  - Schweißausbrüche
  - Vanillemandelsäure im Urin
* Symptome der Unterfunktion des Nebennierenmarks
  - nicht bekannt

Frage 383
Beschreiben Sie die Wirkung der Bauchspeicheldrüsenhormone:

Langerhans´sche Inselzellen
* A-Zellen produzieren Glukagon
* B-Zellen produzieren Insulin

Glukagon
* Insulin-Antagonist
* wirkt blutzuckersteigernd
* regt den Abbau von Glykogen an

Insulin
* wirkt blutzuckersenkend
* ermöglicht den Eintritt von Glukose in die Zellen
* ermöglicht den Aufbau von Glukose zu Glykogen
* regt die Eiweißsynthese an
* fördert den Aufbau der Fettspeicher
* hemmt den Fettabbau

* Symptome bei Unterfunktion der B-Zellen (Diabetes mellitus)
  - Hyperglykämie
  - Durst
  - Juckreiz
  - Polyurie
  - Sehstörungen
  - Durchblutungsstörungen

Frage 384
Nennen Sie Bildungsort und Wirkung der männlichen und weiblichen Sexualhormone:

Östrogene und Gestagene
* Bildungsort
  - Eierstöcke (Ovarien)
* Wirkung
  - Geschlechtsreifung in der Pubertät
  - Ausbildung der sekundären Geschlechtsmerkmale
  - Steuerung des Menstruationszyklus
  - Schwangerschaftserhaltung

Testosteron
* Bildungsort
  - Leydig´sche Zwischenzellen der Hoden

* Wirkung
  - Geschlechtsdifferenzierung in der Embryonalzeit
  - Geschlechtsreifung in der Pubertät
  - Ausbildung der sekundären Geschlechtsmerkmale
  - wachstumsfördernd
  - Samenreifung (Spermiogenese)

Frage 385

Koordinieren Sie Drüsen und Hormone:

1) Parathormon
2) Insulin
3) Mineralkortikoide
4) Glukagon
5) Thyroxin
6) Glukokortikoide
7) Trijodthyronin
8) Androgene
9) Adrenalin
10) Testosteron
11) Follikelhormon
12) Noradrenalin

A) Schilddrüse
B) Nebennierenrinde
C) Nebennierenmark
D) Langerhans´sche Inseln
E) Leydigsche Zwischenzellen
F) Ovarien
G) Epithelkörperchen

A.....B.....C.....D.....E.....F.....G.......

Frage 386

Welches sind inkretorische Drüsen:

O A) die Schilddrüse
O B) die Talgdrüsen
O C) die Ohrspeicheldrüsen
O D) die Nebennieren
O E) die Schweißdrüsen
O F) die Magenschleimhautdrüsen

---

385 = A=5,7; B=3,6,8; C=9,12; D=2,4; E=10; F=11; G=1

386 = A,D

Frage 387
Ordnen Sie den Hormonen ihre Hauptwirkung zu:

1) Erhöhung des Blutzuckerspiegels
2) Glykogenspeicherung
3) regelt den Calciumstoffwechsel
4) Senkung des Blutzuckerspiegels
5) reguliert den Natrium-/Kaliumhaushalt
6) allgemeine Gefäßverengung
7) Anregung der Wehentätigkeit
8) Regulierung des Wasserhaushaltes
9) hemmt die Magensaftproduktion
10) fördert die Verdauungsenzymbildung in der Bauchspeicheldrüse

A) Insulin
B) Parathormon
C) Noradrenalin
D) Glukagon
E) Oxytocin
F) Mineralkortikoide
G) Sekretin
H) Adiuretin

A....B....C....D....E....F....G....H....

Frage 388
Insulin:

O A) führt zu einer vermehrten Abgabe freier Fettsäuren vom Depotfett ins Blut
O B) wird in gleichen Mengen wie das C-Peptid vom Pankreas hergestellt und ins Blut gegeben
O C) fördert den Glykogenabbau in Leber und Muskeln
O D) senkt den Blutzuckerspiegel, indem es glukosespaltende Enzyme im Serum aktiviert

---

Frage 389
Das Sekret der inkretorischen Drüsen bezeichnen wir als:

O A) Hormon
O B) Ferment

---

387 = A=2,4; B=3; C=6,1; D=1; E=7; F=5; G=9,10; H=8
388 = B
389 = A

Frage 390

Die Langerhans-Inseln besitzen hormonproduzierende Zellarten. Ordnen Sie die Zellen der Liste 1 den entsprechenden Hormonen der Liste 2 zu:

Liste 1

a) D-Zellen (A1-Zellen)
b) A-Zellen
c) B-Zellen

Liste 2

1) Gastrin und Somatostatin
2) Insulin
3) Glukagon

O A) 1a,2c,3b O B) 1c,2b,3a O C) 1b,2c,3a O D) 1c,2a,3b

Frage 391

Richtige Aussagen zur Schilddrüse:

1) sie liegt an der Vorderseite des Halses in Höhe des 1.-4. Luftröhrenknorpels
2) sie besteht aus zwei parallel zur Trachea liegenden getrennten Lappen von jeweils 5-6 cm Länge
3) sie besteht aus zwei Seitenlappen und einem verbindenden Mittelteil (Isthmus)
4) das Gewicht beträgt 100-200 Gramm
5) in ihr werden die Hormone T3 und T4 sowie Calcitonin gebildet
6) sie bildet das Parathormon (Erhöhung des Blutcalciumspiegels)
7) sie hat beim Erwachsenen ein Gewicht von ca. 30-40 Gramm

O A) 1+2+6+7 O B) 3+4+5 O C) 1+3+5+7 O D) 1+3+6+7 O E) 2+5+7

---

390 = A
391 = C

III. Hygiene

Frage 392

Definieren Sie die Begriffe Sterilisation, Desinfektion, Sanitation, Desinsektion, Infektion, Nosokomial-Infektion, Asepsis und Antisepsis:

Sterilisation

* Vernichtung aller lebender Mikrobien einschließlich ihrer Dauerformen (Sporen, Zysten)

Desinfektion

* Maßnahmen, die einen Gegenstand in einen Zustand versetzen, daß er nicht mehr infizieren kann

Sanitation

* vorbeugende Desinfektion
* vorbeugende Maßnahmen zur Verhinderung des infektiösen Hospitalismus

Desinsektion

* Vernichtung von Ungeziefer

Infektion

* Eindringen von Krankenheitserregern in den Körper
* Vermehrung von Krankheitserregern im Körper
* Reaktion des Körpers auf die Erreger

Nosokomial-Infektion

* infektiöser Hospitalismus
* Infektion deren Übertragung innerhalb eines Krankenhauses erfolgt (häufig resistente Keime)

Asepsis

* Keimfreiheit aller Gegenstände die mit der Wunde in Berührung kommen

Antisepsis

* Hemmung bzw. Vernichtung der Wundinfektionserreger innerhalb der Wunde mit chemischen Mitteln

bakteriostatisch

* Substanz wirkt auf die Erreger wachstumshemmend

bakterizid

* Substanz wirkt erregerabtötend

Frage 393

Geben Sie eine Übersicht über die wichtigsten Erreger von Infcktionen die im Krankenhaus und auf Pflegestationen auftreten können:

Bakterien

* grampositive Kokken
  - Streptokokken
  - Staphylokokken
  - Enterokokken
* grampositive Stäbchen
  - Gasbrandbazillen
* gramnegative Stäbchen
  - Enterobakterien (Koli, Klebsiella, Proteus)
  - Pseudomonas
  - Flavobakterien

Pilze

* Schimmelpilze
  - Aspergillusarten
* Hefepilze
  - Candidagruppe (Soor)

Viren

* Hepatitisvirus
* Rubellavirus
* Herpes-simplex Virus

Frage 394
Nennen Sie die drei am häufigsten auf einer Pflegestation erworbenen Infektionen:

* Harnwegsinfektionen
* Wundinfektionen (Dekubitus-Infektion)
* Atemwegsinfektionen

Frage 395
Nennen Sie Übertragungsmöglichkeiten der Krankheitserreger, sowie entsprechende Schutzmaßnahmen:

Tröpfcheninfektion
* durch Husten, Niesen und Sprechen werden Erreger, die in den oberen Luftwegen oder über die Tonsillen ausgeschieden werden, direkt übertragen
* Erkrankungen
  - z.B. Masern, Grippe, Pertussis, Angina, Tbc.
* Schutzmaßnahme
  - Tragen von Gesichtsmasken

Schmierinfektion
* fäka-oraler Infektionsweg
* Übertragung durch kontaminierte Hände, Gebrauchsgegenstände, Lebensmittel, Medikamente usw.
* Erkrankungen
  - Enterovirusinfektonen wie Typhus, Ruhr, Hepatitis epidemica
* Schutzmaßnahmen
  - Desinfektion der Ausscheidungen, der Gebrauchsgegenstände und der Hände

Nosokomial-Infektion
* auf der Station übertragene Infektionen durch verunreinigte Spritzen, kontaminierte Instrumente, verschmutzte Wäsche, infizierten Zimmerstaub usw.
* Erkrankungen
  - Staphylokokkeninfektionen, Streptokokkeninfektionen, Hepatitis-B, Infektionen durch Kolibakterien, Pilzerkrankungen
* Schutzmaßnahmen
  - Raumhygiene, Körperhygiene, sorgfältige Desinfektions- und Sterilisationsmaßnahmen

Frage 396

Nennen Sie physikalische und chemische Desinfektionsverfahren:

physikalische Desinfektionsverfahren

* Ausglühen
* Verbrennen
* Abflammen
* Auskochen
* strömender und leichtgespannter Dampf im Dampfdesinfektionsapparat
* bewegte Heißluft
* UV-Strahlen

Temperatur und Einwirkzeit sind entscheidend

chemische Desinfektionsverfahren

einlegen, absprühen oder abwaschen

* Oxydationsmittel (Ozon, Kaliumpermanganat, Wasserstoffsuperoxid)
* Halogene (Chlor, Chlorkalk, Chloramin, Jod)
* Metalle (Quecksilber, Silbernitrat)
* Laugen (Kalkmilch)
* Säuren (Borsäure, Borwasser)
* Alkohol (Äthylalkohol)
* Aldehyde (Formaldehyd)
* Phenole (Karbolsäure, Lysol)

Dosierung, Einwirkzeit, Einwirkungstemperatur und Tiefenwirkung sind entscheidend

---

Frage 397

Beschreiben Sie den Umfang der laufenden Desinfektion:

Desinfektion infektiöser Ausscheidungen

* Stuhl, Urin, Sputum, Erbrochenes, Wundsekrete

Flächendesinfektion

* Fußböden, Flure, Treppen, Aufzüge, Toiletten, Naßzellen, Zimmer der Heimbewohner, Dienstzimmer, Stationsnebenräume, Fensterbänke, Wände, Schränke usw.

Desinfektion der Gebrauchsgegenstände

* Blutdruckgeräte, Stethoskope, Tabletts, Eßgeschirr, Eßbesteck, Telefone, Infusionsständer, Fieberthermometer, Urinflaschen, Steckbecken, Nachtstühle, Nierenschalen, Waschschüsseln, Verbandwagen, Wäschewagen, Lagerungsmaterial, Eisblasen, Wärmflaschen, Türklinken, Lichtschalter, Klingelknöpfe, Wasserhähne, Waschbecken, Betten, Nachtschränke usw.

Desinfektion der Raumluft

* durch UV-Bestrahlung, Klimaanlage, Triäthylenglykol

Desinfektion von medizinischen Geräten im Aseptor

* Sauerstoffgeräte, Inhalationsapparate usw.

Hautdesinfektion

* Haut- und Wunddesinfektion beim Patienten
* hygienische Händedesinfektion bei Patienten und Personal

Frage 398

Nennen Sie Indikationen und Durchführung der hygienischen Händedesinfektion:

Indikationen

* Vernichtung von pathogenen Keimen (Anflugkeimen) nach Kontamination mit infektiösem Material (Wundsekrete, Ausscheidungen, Infektionskranke usw.)
* Vernichtung von pathogenen Keimen vor und nach pflegerischen Tätigkeiten (Verbandwechsel, Trachealtoilette, Injektionen, Katheterismus, Blasenspülungen usw.)

Durchführung

* erst desinfizieren - dann waschen
* Menge und Einwirkzeit beachten (z.B. 3ml Sterillium über 30 Sekunden einreiben - dann waschen)

Frage 399

Nennen Sie Indikationen und Möglichkeiten der Schlußdesinfektion:

Indikationen

* gesetzlich vorgeschriebene Raum- und Inventarentseuchung nach Entlassung, Verlegung, Genesung oder Tod eines Heimbewohners der an einer Infektionskrankheit erkrankt war (Typhus, Cholera, bakt. Lebensmittelvergiftungen, übertragbare Gehirnentzündung usw.)

* zwischenzeitliche Maßnahmen auf Normalstationen, Ambulanzen, Untersuchungszimmern, Op-Räumen zur Unterstützung der laufenden Desinfektionsmaßnahmen

Möglichkeiten

* Raumdesinfektion durch Scheuerdesinfektion mit geeigneten Desinfektionsmitteln
* Raumdesinfektion durch Formalinverdampfung (Flügge-Verfahren)
* desinfizierendes Reinigungsbad für den Patienten und Anlegen frischer Wäsche und Kleidungsstücke

---

Frage 400

Zählen Sie die Sterilisationsverfahren auf und nennen Sie Sterilisationszeiten, Sterilisationstemperaturen und geeignetes Sterilisiergut:

Heißluft-Sterilisation

* bewegte Heißluft
* Sterilisationszeit
  - 160 Grad Celsius = 90 Minuten
  - 180 Grad Celsius = 30 Minuten
  - 200 Grad Celsius = 20 Minuten
* Sterilisiergut
  - Instrumente (Scheren, Pinzetten usw.)
  - Glaswaren
  - Porzellan
  - Keramik

Dampfsterilisation

* gespannter und gesättigter Wasserdampf
* Sterilisationszeit
  - 120 Grad Celsius und 1,0 bar (1,0 atü) = 15 Minuten
  - 134 Grad Celsius und 2,2 bar (2,2 atü) = 5 Minuten
* Sterilisiergut
  - Instrumente (Spritzen usw.)
  - Textilien (Verbandstoffe, usw.)
  - Gummiwaren
  - Glas
  - Porzellan
  - Keramik
  - Flüssigkeiten

Gassterilisation

* Gasgemisch bestehend aus 12% Äthylenoxid und 88% Kohlensäure
* Sterilisierzeit
  - 55 Grad Celsius und 5,8 atü (5,8 bar) = 60 Minuten
* Sterilisiergut
  - elektrische Geräte
  - Katheter

Kaltsterilisation

* Formaldehyd
* Glutaraldehyd
* Kathodenstrahlen
* Gammastrahlen

  Sterilisiergut
  - thermolabile Materialien (Medikamente, Einmalmaterialien)

Frage 401
Nennen Sie die Verfahren zur Prüfung des Sterilisationserfolges:

physikalisch-chemische Prüfungsmethoden

* Messung der Temperatur mit Maximalthermometern im Sterilisiergut
* Filterpapiertest (Bräunung des weißen Filterpapiers bei 160 Grad Celsius)
* Farbveränderungen auf Indikatorpapier oder Farbumschlagröhrchen
* Anbringen von Thermoelementen im Sterilisationsgerät und/oder Sterilisationsgut und Kontrolle durch Registriergeräte außerhalb des Sterilisators

biologische Prüfungsmethode

* Einlegen von Testpäcken mit Sporenerde der Resistenzstufe III
* Sterilisationserfolg bei vollständigem Abtöten der Sporen

Frage 402
Ein Mittel wird bakterizid genannt:

O A) wenn es Bakterien inaktiviert oder abtötet
O B) wenn es das Wachsen der Bakterien hemmt

---

402 = A

Frage 403

Ordnen Sie die Aussagen den entsprechenden Begriffen zu:

1) Abtötung pathogener und apathogener Keime, einschließlich der Bakteriensporen
2) Bekämpfung, bzw. Vernichtung von Insekten, Körperungeziefer und Gesundheitsschädlingen
3) Abtötung von Erregern übertragbarer Krankheiten
4) Abtrennung von Mikroorganismen, auch der toten Formen durch Sterilfiltration

A) Desinfektion
B) Sterilisation
C) Desinsektion
D) Entkeimung

A..........B..........C..........D..........

Frage 404

Bei der Durchführung von Desinfektionsmaßnahmen unterscheidet man zwei große Bereiche. Ordnen Sie zu:

1) umfassende Desinfektion des Krankenzimmers mit Inventar
2) Desinfektionsmaßnahmen, die während des Bestehens einer Erkrankung durchgeführt werden
3) z.B. Händedesinfektion, Desinfektion von Ausscheidungen
4) Desinfektion bei Genesung, Verlegung oder Tod des Heimbewohners
5) Flügge-Verfahren in Kombination mit einer Scheuerdesinfektion

A) laufende Desinfektion
B) Schlußdesinfektion

A....................B....................

---

403 = A=3; B=1; C=2; D=4
404 = A=2,3; B =1,4,5

Frage 405
Die gezielte Vernichtung von Krankheitserregern nennt man:

O A) Desinfektion
O B) Fertilisation
O C) Ionisation
O D) Desikkation
O E) Desinsektion
O F) Kontamination

Frage 406
Was ist eine Sterilisation (im Sinne der Mikrobiologie):

O A) eine Desinfektion
O B) eine Vernichtung von Keimen aller Art
O C) eine Vernichtung von Sporen
O D) eine Desinfektionsart für Pflegeartikel
O E) eine einmalige Einreibung mit einem Hautdesinfektionsmittel

---

Frage 407
Was bezeichnet man als Entwesung:

O A) eine Desinfektion
O B) eine Desinsektion
O C) die Spezialdesinfektion von Verstorbenen
O D) eine Vernichtung von Gesundheitsschädlingen
O E) die Desinfektion von Raumlufttechnischen-Geräten

Frage 408
Für die behördlich angeordneten Desinfektionsmaßnahmen dürfen nur Mittel verwendet werden, die veröffentlicht sind in:

O A) der Liste des Bundesgesundheitsamtes
O B) der roten Liste (Arzneimittelliste)
O C) der Liste des Deutschen Zentralkomitees zur Bekämpfung der Tbc
O D) der Liste der WHO

---

405 = A; 406 = B,C; 407 = B,D; 408 = A

Frage 409

Für die Herstellung von 5 Litern einer 0,5% Desinfektionslösung benötigen Sie:

O A) 250 ml Konzentrat
O B) 125 ml Konzentrat
O C) 25 ml Konzentrat
O D) 2,5 ml Konzentrat
O E) 0,2 ml Konzentrat

Frage 410

Bei einem septischen Verbandwechsel erfolgt die Reinigung und Desinfektion des Wundgebietes:

O A) von innen nach außen
O B) von außen nach innen

Frage 411

Unter der biologischen Reinigung des Abwassers versteht man:

O A) das Aufkochen des Wassers
O B) den Zusatz von Chlor
O C) den Abbau gelöster und kolloidaler Stoffe durch Mikroorganismen
O D) Reinigung durch Bodenfiltration

Frage 412

Ozon:

O A) stammt aus der Troposphäre
O B) stammt aus der Stratosphäre
O C) entsteht unter Einwirkung der kurzwelligen UV-Strahlung der Sonne
O D) ist ein Schadstoff, der bei einer Inversions-Wetterlage entsteht
O E) riecht angenehm und würzig, erfrischend
O F) riecht unangenehm und stechend

---

409 = C; 410 = B; 411 = C; 412 = B,C,F

IV. Arzneimittellehre

Frage 413
Geben Sie eine kurze Übersicht über die verschiedenen Arzneimittelformen:

Aerosole
- Lösungen zur künstlichen Vernebelung
- z.B. zur Inhalation

Ampullen
- sterile Arzneimittel zur Injektion

Arzneimittelspezialitäten
- von der Pharmaindustrie hergestellte Arzneimittel (immer gleiche Konzentration und Zusammensetzung)
- enthalten immer einen Beipackzettel (Waschzettel) mit Informationen für den Patienten

Balsame
- dickflüssige Gemische aus Harzen und ätherischen Ölen
- z.B. Perubalsam

Dragees
- Tabletten mit einem Zuckerüberguß
- Pillen mit einem Zuckerüberguß

Emulsionen
- milchähnliche Arzneimittelzubereitungen aus zwei oder mehreren Flüssigkeiten, die ineinander nicht löslich sind
- z.B. Öl in Wasser

Extrakte
- konzentrierte Auszüge aus Arzneipflanzen in verschiedenen Eindickungsgraden (dünn, dick, trocken)

Granulate (Granula)
- kleinkörnige Arzneimittelzubereitungen aus Pulver oder Pulvermischungen

Infusionsflaschen
- sterilisierte Arzneimittellösung zur intravenösen Verabreichung

Kapseln

- erbsen- bis bohnengroße, elastische Gelantinekapseln zur Umhüllung von Arzneimitteln mit unangenehmem Geschmack oder zur gezielten Wirkstoff-Freisetzung im Darmtrakt = "magensaftresistent"

Lösungen

- gleichmäßige Auflösung einer oder mehrerer fester Arzneimittelsubstanzen (z.B. Salze) in einer Flüssigkeit
- z.B. Augentropfen, Hustentropfen, Kampferspiritus

Mixturen / Suspensionen

- Mischung löslicher und unlöslicher Arzneimittelsubstanzen in einer Flüssigkeit
- trübe Arzneimischungen mit Bodensatz
- vor Gebrauch schütteln
- z.B. Mixtura solvens, Schüttelmixturen

Pastillen

- tablettenähnliche, flache viereckige oder sechseckige Scheiben zur lokalen Applikation von Wirkstoffen auf den Schleimhäuten des Rachens
- z.B. Lutschpastillen, Linguetten

Pillen

- kleine, meist kugelförmige Arzneimittelzubereitungen zur oralen Applikation

Pulver

- feinst zerkleinerte Arzneisubstanzen als abgeteilte Pulver oder Pulvermischungen
- z.B. Magenpulver

Pasten / Salben / Creme / Gel

- streichbare Zubereitungen aus Salbengrundmasse (z.B. Vaseline, Glycerin) und Arzneisubstanzen zum Auftragen oder Einreiben;
- Pasten haben einen größeren Anteil an pulverförmigen Arzneistoffen
- Gel hat einen größeren Wasseranteil = kühlende Wirkung

Sirupe

- dickflüssige Zuckerlösungen mit festen oder flüssigen Arzneimittelzusätzen
- z.B. Hustensaft

Stäbchen (Styli)

- einige mm lange, aus dem Arzneistoff gepreßte Stäbchen zur lokalen Anwendung in Wunden und Fistelgängen

Tabletten

- pulverförmige, gepreßte Arzneisubstanzen, die eine genaue Dosierung gestatten
- z.B. Filmtabletten mit Lacküberzug
- Manteltabletten und Schichttabletten ermöglichen die verzögerte Freisetzung unterschiedlicher oder miteinander unverträglicher Arzneistoffe

Teemischungen

- zerkleinerte, zerhackte oder pastenförmige Blätter-, Blüten-, Wurzel-, Früchte- oder Samenzubereitungen aus Arzneipflanzen

Tinkturen

- alkoholische Auszüge aus Arzneipflanzen
- z.B. Baldrian-Tinktur, Belladonna-Tinktur, Jod-Tinktur

Zäpfchen / Suppositorien / Ovula

- feste, länglich-kegelförmige Arzneimittelzubereitungen aus Grundsubstanzen (z.B. Kakaobutter, Glycerin, Lanolin) und Wirkstoffsubstanzen, die bei Körpertemperatur schmelzen
- Zäpfchen / Suppositorien zur rektalen Applikation
- Ovula zur vaginalen Applikation

Frage 414

Nennen Sie die häufig vorkommenden Arzneimittelzusatzbezeichnungen, und erklären Sie kurz deren Bedeutung:

compositum

- Zusatz zu Arzneimitteln, die aus mehreren Bestandteilen zusammengesetzt sind

depot

- Zusatz zu Arzneimitteln, die gewisse Stoffe enthalten (z.B. Protamin, Zink) oder in kristallener Form vorliegen; dadurch werden die Arzneistoffe langsam und allmählich vom Körper aufgenommen und die Wirkung wird über Stunden bis Tage ausgedehnt

retard (long - lang)

- Zusatz zu Arzneimitteln, die durch verschiedene Schichtungen und Ummantelungen ein verzögertes Freisetzen des Arzneistoffes ermöglichen und so eine Verlängerung der Wirkung erzielen, z.B.

durch Schutzschichten mit verschiedenen Zerfallszeiten oder magensaftresistente Überzüge, die erst vom Dünndarmsaft aufgelöst werden

forte
- Zusatz zu Arzneimitteln, die eine verstärkte Wirkung zeigen; meist sind die Präparate auch mit Normalwirkung erhältlich

"S"
- Bezeichnung für "Spezial"; für Medikamente mit spezieller Indikation oder spezieller Wirkung
- z.B. Dolantin S

mite
- Arzneimittel mit veränderter Wirksubstanz; milde Wirkung

protahiert
- Zusatz für Arzneimittel, die über eine verzögerte oder verlängerte Wirkstoffabgabe verfügen

simplex
- Bezeichnung für "einfache" Wirkstoffzusammensetzung (einfache Wirkung)

cum
- Zusatz zu Arzneimitteln, die einen zusätzlichen Wirkstoff enthalten

---

Frage 415

Nennen und erklären Sie die verschiedenen Anwendungsformen (Applikationsarten) für Medikamente:

i.v. = intravenös
- in die Vene zu spritzen

i.m. = intramuskulär
- in den Muskel zu spritzen

s.c. = subcutan
- unter die Haut zu spritzen

i.c. = intracutan
- in die Haut zu spritzen

i.v.-Infusion
- als Dauertropf in die Vene zu infundieren

instillieren
- in eine Höhle einfüllen (z.B. Blase)

oral
- zu schlucken

buccal
- in der Wangentasche zergehen lassen

sublingual
- unter der Zunge zergehen lassen

parenteral
- unter Umgehung des Magen-Darm-Kanals
- z.B. i.m.; i.v.; s.c.

rektal
- in den After einführen

Frage 416
Worauf achten Sie bei der Aufbewahrung und im Umgang mit Medikamenten:

Aufbewahrung
* die Aufbewahrung richtet sich nach der Medikamentenzahl und den räumlichen Möglichkeiten
* Medikamente sind grundsätzlich in abschließbaren Schränken aufzubewahren
* Trennung in "äußerlich" und "innerlich" anzuwendende Mittel
* alle stärker wirkenden Mittel evtl. in einem gesonderten abschließbaren Fach aufbewahren (z.B. Schlafmittel, starke Schmerzmittel)
* vor Licht zu schützen sind:
  - Mittel, die sich bei Licht zersetzen, verfärben oder ihre Wirksamkeit verlieren, werden in dunklen Flaschen geliefert
  - z.B. Tinkturen, Extrakte, Aether, Wasserstoffsuperoxid, Kaliumpermanganat
* gut zu verschließen sind:
  - Mittel, die flüchtige, wasseranziehende oder stark duftende Stoffe und Verbindungen enthalten und durch Konzentrierung eine zu starke Wirkung entfalten würden
  - z.B. Tinkturen, Extrakte, Zubereitungen mit Alkohol, ätherische Öle

* trocken zu lagern sind:
  - Mittel, die aus Pulver oder Kristallen bestehen (Tabletten, Puder); sie zerfallen, schimmeln oder ziehen Feuchtigkeit an (z.B. Puder oder Brausetabletten)
* Aufbewahrungstemperatur:
  - unter 20 Grad Celsius (= vor Wärme schützen) z.B. Mittel, die ihre Konsistenz verändern, Kristalle bilden oder bei höheren Temperaturen entflammen können z.B. Suppositorien, Lösungen, Benzin, Äther
  - 6-15 Grad Celsius (= Kühllagerung) z.B. ätherische Öle, Fette, Salben
  - 2-6 Grad Celsius (= Kühlschranklagerung) z.B. Hormone, Insuline (die Präparate dürfen aber nicht gefrieren)

Betäubungsmittel

* alle Betäubungsmittel sind in einem besonderen Schrank unter ständigem Verschluß aufzubewahren
* Eingänge und Verabreichungen sind genau zu vermerken
* die Bestände sind laufend zu überprüfen

Sauberkeit und Hygiene

* Flaschen und Salbentöpfe in regelmäßigen Abständen von innen und außen säubern
* Salbentuben während der Entleerung schonend einrollen
* alle Gefäße und Tuben verschlossen halten
* regelmäßiges Ausputzen und Desinfizieren der Aufbewahrungsschränke

Sterilität

* Mittel für Injektionen und Infusionen müssen so aufbewahrt werden, daß ihre Sterilität jederzeit gesichert bleibt
* sterile Entnahme bei Durchstichflaschen (Datum der ersten Entnahme auf die Flasche schreiben)
* angebrochene Ampullen verwerfen (nicht mit Pflaster zukleben)

Verfalldatum

* Verfalldatum und Chargennummer zeigen das Alter des Mittels an
* alle Mittel sind in regelmäßigen Abständen auf Verfallzeiten durchzusehen; verfallene Mittel zur Apotheke geben

Veränderungen

* bei nachfolgenden Veränderungen darf das Medikament nicht mehr verabreicht werden:
  - Farbveränderungen, Flecken, Formveränderungen, Auskristallisierungen, Eintrocknungen, Geruchveränderungen, ranzige Salben, vergorener Sirup, verflüchtigte Tinkturen, eingetrocknete Salben

---

Frage 417

Worauf müssen Sie bei der oralen Medikamentenverabreichung achten:

Anordnung

* Verabreichung nur nach ärztlicher Anordnung

Verabreichungszeitpunkt

* Verabreichungszeitpunkt nach ärztlicher Anordnung
* morgens nüchtern
  - salinische Abführmittel
  - Rollkuren
* vor den Mahlzeiten
  - Mittel zur Appetitförderung
* während der Mahlzeiten
  - Mittel zur Verdauungsförderung und Eisenpräparate
* nach den Mahlzeiten
  - alle Mittel, wenn keine besonderen Anwendungsvorschriften bestehen
* vor dem Schlafen (abends ca. 30-60 Minuten vor dem Einschlafen)
  - Schlafmittel
  - Beruhigungsmittel
  - langsam wirkende Abführmittel

Verabreichungsform

* Tabletten
  - entweder im Einnehmegläschen auflösen oder mit Wasser oder Saft einnehmen lassen
  - Reste im Glas nochmals auflösen und trinken lassen
* Brausetabletten
  - im Wasserglas in Wasser auflösen
* Pillen, Dragees, Filmtabletten, Manteltabletten, Kapseln
  - werden unzerkaut eingenommen und heruntergeschluckt
* Schlafmittel, Schmerzmittel
  - von der Einnahme überzeugen (Suizidgefahr)
  - evtl. auflösen

* Tropfen
  - unmittelbar vor der Einnahme in ein Einnehmegläschen oder auf einen Teelöffel füllen und mit Wasser verdünnen
  - bei vorzeitiger Bereitstellung kann ein Teil des Medikamentes verdunsten
* Pulver
  - Pulver im Glas mit Wasser anrühren
* Mixturen
  - vor Gebrauch schütteln und in graduierte Einnehmegläschen füllen

---

Frage 418

Beschreiben Sie kurz die Verabreichung von Zäpfchen, Augensalbe, Augentropfen, Ohrentropfen, Nasentropfen und Nasensalbe:

<u>rektale Verabreichung von Suppositorien</u>

* Zäpfchen werden mittels Zellstoff, Fingerling, oder Applikator bis hinter den Schließmuskel eingeführt

<u>Verabreichung von Augensalbe</u>

* Augensalbe in den Bindehautsack einstreichen oder am Lidrand auftragen
* Salbe durch Lid- und Augenbewegungen verteilen
* Verwendete Spezialtube nur für einen Patienten benutzen (Infektionsgefahr)

<u>Verabreichung von Augentropfen</u>

* Kopf des Patienten nach hinten strecken
* Augentropfen körperwarm in den Bindehautsack einträufeln
* Auge nicht mit der Pipette berühren
* Tropfen durch Lid- und Augenbewegungen verteilen

<u>Ohrentropfen</u>

* Ohrentropfen körperwarm in den Gehörgang träufeln und Ohrenverschluß mit Watte, evtl. auch getränkten Gazestreifen oder angefeuchtete Watte in den Gehörgang einlegen

<u>Nasentropfen</u>

* Nase reinigen
* Tropfen oder Salbe in die gereinigte Nasenöffnung einbringen und durch leichtes Massieren von außen in der Nase verteilen
* bei Verwendung von Nasenspray´s je einen Spraystoß in jede Nasenöffnung

Frage 419

Nennen Sie einige Nebenwirkungen, die nach der Verabreichung von Medikamenten auftreten können, und auf die Sie achten sollten:

Allergien
* Hautausschläge
* Fieber
* Ödeme
* Schock

Blutungen
* Schleimhautblutungen
* Nasenblutungen
* Zahnfleischblutungen
* Darmblutungen
* Nierenblutungen
* Blutungen im Genitalbereich

psychische Veränderungen
* Veränderungen der Stimmungslage
* Müdigkeit
* Nervosität

Störungen im Verdauungstrakt
* Durchfälle
* Verstopfungen
* Übelkeit
* Erbrechen
* Appetitlosigkeit

Kreislaufstörungen
* Bradykardie
* Tachykardie
* Hypertonie
* Hypotonie
* Herzrhythmusstörungen
* Nierenversagen

Atemdepressionen
* oberflächliche Atmung
* Atemnot

Frage 420

Spezielle Arzneimittelbezeichnungen, bitte ordnen Sie richtig zu:

1) Zusatz zu Arzneimitteln, die über eine verzögerte oder verlängerte Wirkstoffabgabe verfügen
2) Zusatz zu Arzneimitteln, die aus mehreren Bestandteilen zusammengesetzt sind
3) Bezeichnung für kinderspezifische Pharmapräparate
4) Zusatz zu Arzneimitteln, die durch verschiedene Schichtungen und Ummantelungen ein verzögertes Freisetzen des Arzneistoffes ermöglichen und so eine Verlängerung der Wirkung erzielen

A) "compositum"
B) "retard"
C) "protahiert"
D) "pro infantibus"

A..........B..........C..........D..........

Frage 421

Ordnen Sie die Entdecker richtig zu:

1) Banting und Best
2) Sertürner
3) Hahnemann
4) Flemming

A) isolierte Morphium aus dem Opium
B) entdeckte das Penicillin
C) entdeckte das Insulin
D) begründete die Homöopathie

A..........B..........C..........D..........

---

420 = A=2; B=4; C=1; D=3

421 = A=2; B=4; C=1; D=3

Frage 422
Anwendungsformen für Arzneimittel:

1) in die Bauchhöhle zu instillieren
2) in das Gelenk zu spritzen
3) auf der Zunge zergehen lassen
4) in den Rückenmarkskanal zu spritzen
5) in der Wangentasche zergehen lassen
6) unter der Zunge zergehen lassen
7) in die Pleurahöhle zu instillieren
8) unter Umgehung des Magen-Darm-Kanals

A) intraartikulär
B) intralumbal
C) intrapleural
D) intraperitoneal
E) lingual
F) sublingual
G) buccal
H) parenteral

A....B....C....D....E....F....G....H....

Frage 423
Ordnen Sie den Medikamentenarten die Hauptwirkung zu:

1) schleimhautabschwellend
2) zellwachstumshemmend
3) fiebersenkend
4) ödemausschwemmend
5) schweißtreibend
6) schmerzstillend
7) fungistatisch

A) Antipyretika
B) Analgetika
C) Broncholytika
D) Diuretika
E) Zytostatika
F) Diaphoretika
G) Antimykotika

A.....B.....C.....D.....E.....F.....G.......

---

422 = A=2; B=4; C=7; D=1; E=3; F=6; G=5; H=8
423 = A=3; B=6; C=1; D=4; E=2; F=5; G=7

Frage 424
Koordinieren Sie Arzneimittel und Hauptwirkung:

1) gegen Wurmbefall
2) heben die Adrenalinwirkung am Erfolgsorgan auf
3) hemmen die Blutgerinnung
4) steigern Eiweißbildung und Eiweißansatz im Körper
5) antagonisieren die Sympathikuswirkung

A) Antikoagulantien
B) Anabolika
C) Antiadrenergika
D) Anthelmintika

A..........B..........C..........D..........

Frage 425
Ordnen Sie den Medikamentengruppen die möglichen Nebenwirkungen zu:

1) toxische Schäden am blutbildenden System
2) Zerstörung der natürlichen Bakterienflora (Mund, Darm, Vagina)
3) Bradykardie
4) Schleimhautblutungen
5) Bigeminie
6) atemdepressive Wirkung
7) Suchtgefahr

A) Tetracyclin
B) Digitalis
C) Antikoagulantien
D) Chloramphenicol
E) Opiate

A.......B.......C.......D.......E.......

---

424 = A=3; B=4; C=2,5; D=1
425 = A=2; B=3,5; C=4; D=1; E=6,7

Frage 426

Ordnen Sie den Medikamentengruppen die erwünschten Wirkungen zu:

1) Dämpfung innerer Erregung und Angst, Dämpfung von Wahnerlebnissen ohne Müdigkeit zu erzeugen
2) gefühlsmäßige Entspannung, Muskelents leichter Müdigkeit
3) Unterdrückung von Müdigkeit, Steigerung der Leistungsfähigkeit
4) Therapie und Prophylaxe von manisch - depressiven Psychosen

A) Tranquilizer
B) Neuroleptica
C) Psychostimulantien
D) Lithiumsalze

A..........B..........C..........D..........

Frage 427

Ordnen Sie den Infusionsbeispielen die richtige Tropfgeschwindigkeit zu:

1) 20 Tropfen
2) 30 Tropfen
3) 50 Tropfen
4) 55 Tropfen

A) 500 ml Infusionslösung soll in 3 Std. infundiert werden. Wieviel Tropfen pro Minute müssen infundiert werden
B) 250 ml Infusionslösung soll in 4 Std. infundiert werden. Wieviel Tropfen pro Minute müssen infundiert werden
C) 750 ml Infusionslösung soll in 5 Std. infundiert werden. Wieviel Tropfen pro Minute müssen infundiert werden
D) 500 ml Infusionslösung soll in 5,5 Std. infundiert werden. Wieviel Tropfen pro Minute müssen infundiert werden

A..........B..........C..........D..........

---

426 = A=2; B=1; C=3; D=4
427 = A=4; B=1; C=3; D=2

Frage 428
Antikoagulantien sind:

O A) Mittel gegen den Durchfall
O B) blutgerinnungshemmende Mittel
O C) blutstillende Mittel
O D) blutgerinnungsfördernde Mittel

Frage 429
Warum darf Insulin nicht oral verabreicht werden:

O A) es reizt die Schleimhäute des Verdauungstraktes
O B) es wandelt im Verdauungstrakt Monosaccharide in Polysaccharide um
O C) es wird durch Verdauungsfermente inaktiv

Frage 430
Welche Mittel können zur Sucht führen:

O A) Insulin
O B) Schlafmittel
O C) Schmerzmittel
O D) Antibiotika
O E) Opiate

Frage 431
Welche Symptome können bei einer Digitalisüberdosierung beobachtet werden:

O A) Übelkeit
O B) Erbrechen
O C) Gelbsehen
O D) Tachykardie
O E) Zwillingspuls

---

428 = B; 429 = C; 430 = B,C,E; 431 = A,B,D,E

Frage 432
Therapeutische Wirkung der Herzglykoside:

O A) Zunahme der Herzfrequenz
O B) Förderung der Kontraktionskraft des Herzmuskels
O C) Verbesserung der Herzarbeit durch Zunahme des Sauerstoffverbrauches
O D) Abnahme der Herzfrequenz
O E) Förderung der Ödemausschwemmung

Frage 433
Insulin bewirkt:

O A) eine Blutzuckersteigerung
O B) eine Blutzuckersenkung
O C) eine Steigerung der Zelldurchlässigkeit für Glukose
O D) eine verminderte Glykogenbildung in der Leber

Frage 434
Laxantien:

O A) sind Abführmittel
O B) führen zu einer Erschlaffung der Skelettmuskulatur
O C) sind Entspannungsmittel
O D) führen bei lang andauernder und hochdosierter Einnahme zum Elektrolytverlust (Kalium), der zur Darmatonie führen kann

---

Frage 435
Unter einer Substitutiostherapie versteht man:

O A) die Verabreichung von gegengeschlechtlichen Hormonen
O B) die Verabreichung von normalerweise im Körper vorhandenen Stoffen
O C) die Verabreichung von radioaktiven Stoffen
O D) die Verabreichung von Psychopharmaka

---

432 = B,D,E; 433 = B,C; 434 = A,D; 435 = B

Ich/Wir bestellen aus dem Brigitte Kunz Verlag
5800 Hagen, Postfach 2147

☞ BESTELLZETTEL

____ Expl.	Altenpflegeexamen Band 1 Fragen und Antworten zum mündlichen und schriftlichen Altenpflegeexamen	DM 26,80
____ Expl.	Altenpflegeexamen Band 2 Fragen und Antworten zum mündlichen und schriftlichen Altenpflegeexamen (erscheint im Sommer 1991)	DM 26,80
____ Expl.	Altenpflegeexamen Band 3 Fragen und Antworten zum mündlichen und schriftlichen Altenpflegeexamen (erscheint im Herbst 1991)	DM 26,80
____ Expl.	Rechts- und Staatsbürgerkunde für Altenpflegeberufe (erscheint im Juni 1991)	DM 26,00
____ Expl.	Basiswissen der Altenpflege	DM 22,80
____ Expl.	Anatomie - Physiologie Arbeitsbuch für Pflegeberufe (erscheint im Frühjahr 1991)	DM 24,80
____ Expl.	Injektionsproblematik aus rechtlicher Sicht	DM 21,00

Vorname: ______________________________

Name: ______________________________

Straße: ______________________________

Ort: (   ) ______________________________

Datum: ____________ Unterschrift: ____________

Josef Krückels

Anatomie - Physiologie
- Arbeitsbuch für Pflegeberufe -

NEU

ISBN 3-924895-47-3; 1. Auflage 1991;
ca. 200 Seiten; ca. 120 Abbildungen; DM 24,80

Inhalt:

Dieses Buch ist ein echtes Arbeitsbuch und wurde bereits in der Ausbildung am Fachseminar für Altenpflege des Kreises Aachen erprobt.

Das Buch im DIN-A4-Format, mit über 120 anatomischen Abbildungen und Tabellen sowie einem kurzen einprägsamen Text, verfügt auf jeder Seite über genügend Platz für eigene Notizen/Infos/Skizzen und wird somit für jeden Benutzer eine ideale Kombination aus Lehrbuch und Unterrichtsaufzeichnung.

Nach Abschluß des Unterrichts verfügt jede Schülerin / jeder Schüler über sein ganz persönliches Arbeitsbuch "Anatomie und Physiologie"

Ulrich Steffen

Rechts- und Staatsbürgerkunde für Altenpflegeberufe

ISBN 3-924895-46-5; 1. Auflage 1991; ca. 260 Seiten; DM 26,00

Inhalt: Staatsbürgerkunde, Begriffe des Rechts, Strafrechtliche Vorschriften, Zivilrechtliche Vorschriften, Arbeits- und Berufsrecht, Sozialrecht, Gesundheitsrecht, Heimrecht, Unterbringungsrecht, Fallbeispiele

Rainer Schneider, Winfried Kunz

Basiswissen der Altenpflege

ISBN 3-924895-25-2; 1. Auflage 1989; 160 Seiten; DM 22,80

Inhalt: Systematische Darstellung der Altenpflege aus den Bereichen Krankenbeobachtung, Prophylaxen, Grundpflege, Behandlungspflege

Werner Schell

Injektionsproblematik aus rechtlicher Sicht

ISBN 3-924895-34-1; 1. Auflage 1989; 128 Seiten; DM 21,00

Inhalt: Der Autor behandelt die rechtlichen Aspekte des Themas anhand der gesetzlichen Vorschriften, Rechtsprechung und Stellungnahmen der Fachverbände und Behörden

---

Brigitte Kunz Verlag, 5800 Hagen 1, Postfach 2147